U0741612

中国医药科技出版社

读经典 学养生

YANG
SHENG
LEI
ZUAN

养生类纂

南宋

——

周守忠 著

主 编

陈子杰 张小勇

内容提要

《养生类纂》是由南宋周守忠纂辑的一部综合性养生著作，汇集了南宋以前一百三十余种古籍中有关养生保健的理论和方法，归类编次，条理清晰，内容丰富，堪称古代养生著作的典范。本书选用明万历年间胡文焕整理的两卷本，上卷分为养生、天文、地理、人事四部，下卷分为毛兽、鳞介、米谷、果实、菜蔬、草木、服饵七部，共十一部。书中选取至今仍有益于养生的内容加以注释，提供积极的养生态度和养生方法，适合中医药养生爱好者参考阅读。

图书在版编目（CIP）数据

养生类纂 /（南宋）周守忠著；陈子杰，张小勇主编. — 北京：中国医药科技出版社，2017.7

（读经典　学养生）

ISBN 978-7-5067-9142-7

Ⅰ. ①养…　Ⅱ. ①周… ②陈… ③张…　Ⅲ. ①养生（中医）－中国－南宋　Ⅳ. ①R212

中国版本图书馆CIP数据核字(2017)第047374号

养生类纂

美术编辑　陈君杞
版式设计　大隐设计

出版　中国医药科技出版社
地址　北京市海淀区文慧园北路甲 22 号
邮编　100082
电话　发行：010-62227427　邮购：010-62236938
网址　www.cmstp.com
规格　787×1092mm $\frac{1}{32}$
印张　7 $\frac{1}{4}$
字数　95 千字
版次　2017 年 7 月第 1 版
印次　2017 年 7 月第 1 次印刷
印刷　北京九天众诚印刷有限公司
经销　全国各地新华书店
书号　ISBN 978-7-5067-9142-7
定价　16.00 元

丛书编委会

本书编委会

主　编

陈子杰　张小勇

副主编

刘丹彤　白俊杰　贾思涵

出版者的话

　　中医养生学有着悠久的历史和丰富的内涵，是中华优秀文化的重要组成部分。随着人们物质文化生活水平的不断提高，广大民众越来越重视健康，越来越希望从中医养生文化中汲取对现实有帮助的营养。但中医学知识浩如烟海、博大精深，普通民众不知从何入手。为推广普及中医养生文化，系统挖掘整理中医养生典籍，我社精心策划了这套"读经典 学养生"丛书，从浩瀚的中医古籍中撷取20种有代表性、有影响、有价值的精品，希望能满足广大读者对养生、保健、益寿方面知识的需求和渴望。

　　为保证丛书质量，本次整理突出了以下特点：①力求原文准确，每种古籍均遴选精善底本，加以严谨校勘，为读者提供准确的原文；②每本书都撰写编写说明，介绍原著作者情况、该书主要内容、阅读价值及其版本情况；③正文按段落注释疑难字词、中医术语和各种文化常识，便于现代读者阅读理解；④每本书都配有精美插图，让读者在愉悦的审美体验中品读中医养生文化。

需要提醒广大读者的是，对古代养生著作中的内容我们也要有去粗取精、去伪存真的辩证认识。"读经典 学养生"丛书涉及大量的调养方剂和食疗方，其主要体现的是作者在当时历史条件下的养生方法，而中医讲究辨证论治、因人而异，因此，读者切不可盲目照搬，一定要咨询医生针对个体情况进行调养。

中医养生文化博大精深，中国医药科技出版社作为中央级专业出版社，愿以丰富的出版资源为普及中医药文化、提高民众健康素养尽一份社会责任，在此过程中，我们也期待读者诸君的帮助和指点。

中国医药科技出版社

2017 年 3 月

总序

养生（又称摄生、道生）一词最早见于《庄子》内篇。所谓生，就是生命、生存、生长之意；所谓养，即保养、调养、培养、补养、护养之意。养生就是根据生命发展的规律，通过养精神、调饮食、练形体、慎房事、适寒温等方法颐养身心、增强体质、预防疾病、保养身体，以达到延年益寿的目的。纵观历史，有很多养生经典著作及专论对于今天学习并普及中医养生知识，提升人民生活质量有着重要作用，值得进一步推广。

中医养生，源远流长，如成书于西汉中后期我国现存最早的医学典籍《黄帝内经》，把养生的理论和方法叫作"养生之道"。又如《素问·上古天真论》云："上古之人，其知道者，法于阴阳，和于术数，食饮有节，起居有常，不妄作劳，故能形与神俱，而尽终其天年，度百岁乃去。"此处的"道"，就是养生之道。

需要强调的是，能否健康长寿，不仅在于能否懂得养生之道，更为重要的是能否把养生之道贯彻应用到日常生活中去。

此后，历代养生家根据各自的实践，对于"养生之道"都有着深刻的体会，如唐代孙思邈精通道、佛之学，广集医、道、儒、佛诸家养生之说，并结合自己多年丰富的实践经验，在《千金要方》《千金翼方》两书中记载了大量的养生内容，其中既有"道林养性""房中补益""食养"等道家养生之说，也有"天竺国按摩法"等佛家养生功法。这些不仅丰富了养生内容，也使得诸家传统养生法得以流传于世，在我国养生发展史上，具有承前启后的作用。

宋金元时期，中医养生理论和养生方法日益丰富发展，出现了众多的养生专著，如宋代陈直撰《养老奉亲书》，元代邹铉在此书的基础上继增三卷，更名为《寿亲养老新书》，其特别强调了老年人的起居护理，指出老年之人，体力衰弱，动作多有不便，故对其起居作息、行动坐卧，都须合理安排，应当处处为老人提供便利条件，细心护养。在药物调治方面，老年人气色已衰，精神减耗，所以不能像对待年轻人那样施用峻猛方药。其他诸如周守忠的《养生类纂》、李鹏飞的《三元参赞延寿书》、王珪的《泰定养生主论》等，也均为养生学的发展做出了不同程度的贡献。

明清之际，先后出现了很多著名养生学家和专著，进一步丰富和完善了中医养生学的内容，如明代高濂的《遵生八笺》从气功角度提出了养心坐功法、养肝坐功法、养脾坐功法、养肺坐功法、养肾坐功法，又对心神调养、四时调摄、起居安乐、饮馔服食及药物保健等方面做了详细论述，极大丰富了调养五脏学说。清代尤乘在总结前人经验的基础上编著《寿世青编》一书，在调神、饮食、保精等方面提出了养心说、养肝说、养脾说、养肺说、养肾说，为五脏调养的完善做出了一定贡献。在这一时期，中医养生保健专著的撰辑和出版是养生学史的鼎盛时期，全面地发展了养生方法，使其更加具体实用。

综上所述，在中医理论指导下，先哲们的养生之道在静神、动形、固精、调气、食养及药饵等方面各有侧重，各有所长，从不同角度阐述了养生理论和方法，丰富了养生学的内容，强调形神共养、协调阴阳、顺应自然、饮食调养、谨慎起居、和调脏腑、通畅经络、节欲保精、益气调息、动静适宜等，使养生活动有章可循、有法可依。例如，饮食养生强调食养、食节、食忌、食禁等；药物保健则注意药养、药治、药忌、药禁等；传统的运动养生更是功种繁多，如动功有太极拳、八段锦、易筋经、五禽戏、保健功等，静功有放松功、内养功、强壮功、意气功、真气运行法等，动静结合功有空劲功、形神桩等。无论选学哪种功法，只要练功得法，持之以恒，都可收到健身防病、益寿延年之效。针灸、按摩、推拿、拔火罐等，也都方便易行，效果显著。诸如此类的方法不仅深受我国人民喜爱，而且远传世界各地，为全人类的保健事业做出了应有的贡献。

本套丛书选取了中医药学发展史上著名的养生专论或专著，加以句读和注解，其中节选的有《黄帝内经》《备急千金要方》《千金翼方》《闲情偶寄》《遵生八笺》《福寿丹书》，全选的有《摄生消息论》《修龄要指》《摄生三要》《老老恒言》《寿亲养老新书》《养生类要》《养生类纂》《养生秘旨》《养性延命录》《饮食须知》《寿世青编》《养生三要》《寿世传真》《食疗本草》。可以说，以上这些著作基本覆盖了中医养生学的内容，通过阅读，读者可以在品味古人养生精华的同时，培养适合自己的养生理念与方法。

当然，由于这些古代著作成书年代所限，其中难免有些糟粕或者不合时宜之处，还望读者甄别并正确对待。

翟双庆

2017 年 3 月

编写说明

  《养生类纂》，又名《养生杂类》，成书于南宋后期 1220 年前后，汇集了一百三十余种古籍中有关养生保健的理论和方法，归类编次，条理清晰，堪称古代养生著作的典范。作者周守忠，号松庵，史书无传，故其生卒年及生平均不详，除《养生类纂》外，周守忠还著有《古今谚》《姬侍类偶》《养生月览》《历代名医蒙求》等。

  《养生类纂》共有两卷本和二十二卷本两个版本。其中，明万历年间的出版商胡文焕编校刻印的《寿养丛书》和《格致丛书》所收录的《养生类纂》为两卷本，上海图书馆藏明成化十年（1474 年）谢颍刻本和北京图书馆藏明刻本为二十二卷本。本书选用胡文焕整理的两卷本。

  《养生类纂》系统收录了南宋以前的养生

1

文献，涉及经史子集及佛道，内容丰富，参考文献广泛为其主要特点，每条内容下均标明引录出处，为今人辑佚整理研究相关失传古籍提供了宝贵的资料。因年代久远，部分古籍已失传，所引录的内容无从比对，为保持原貌，编者均不对引文作修改。书中的一些内容，或因限于当时的条件不能正确认识，而以迷信的思想解释，或在今人看来实属荒诞不经之类，或随着历史的发展与进步，已经淡出人们的日常生活者，本书均删除不选，选取篇章为至今仍有益人们平常养生的内容并加以注释，不当之处，恳请读者批评指正。

编者
2017 年 3 月

序

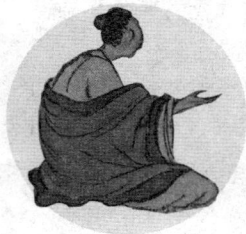

凡有生①者，不可不养，而知养之者，非明哲弗能也。周君②既辑《养生月览》，乃复有是书，其亦知重所养者乎？余因睹其大，有裨③于人，用是并梓④之，以为有生者采焉。若夫贵心志，贱口腹，不以小害大，此又在明哲者类能之，独予所当采者也。予何敢琐琐语人⑤？顾是书条类虽多，一子舆氏⑥，"寡欲"二字，足以蔽之矣，乌得种种泥之？予又不敢不语其要略如此。

时万历丙申季春望日钱塘胡文焕德父谨识

1

注

①有生：有生命。明代王鏊《震泽长语·杂论》："后
　世星数之说行，谓人之富贵贫贱寿夭，莫不定于
　有生之初，做人一切委之天。"

②周君：周守忠，本书作者。南宋人。书目著录有
　《养生类纂》《养生延寿书》。

③裨：有益处。

④梓：紫葳科的一种树木，木质优良、轻软、耐朽，
　供建筑及制家具、乐器使用。因古代印书的雕版
　也以梓木为上，故常以"梓"指称印书雕版，后
　泛指制版印刷。这里指付诸梓木，雕版印刷。

⑤琐琐语人：絮絮叨叨地告诉别人。

⑥一子舆氏：一语以概之。

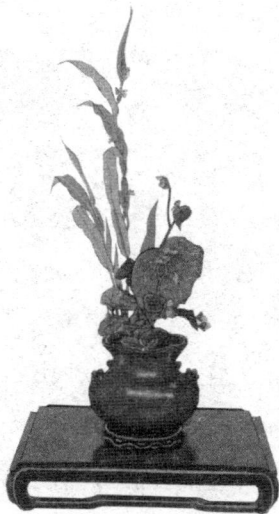

目录

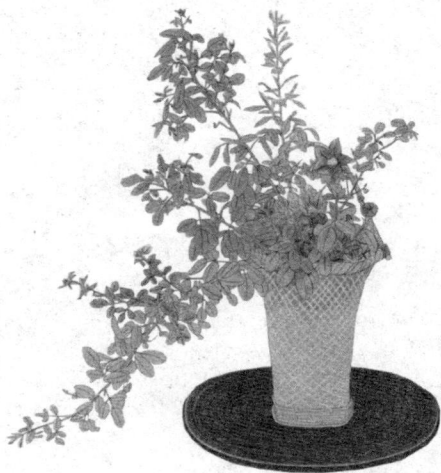

养生部

读经典学养生

养生类纂

YANG
SHENG
LEI
ZUAN

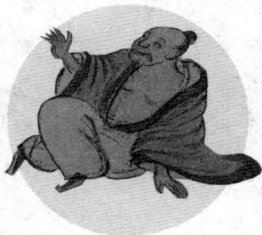

总叙养生

　　夫人禀二仪^①之气，成四大^②之形，愚智贵贱则别，好养、贪生不异。贫迫者力微而不达，富贵者侮傲^③而难恃，性愚者未悟于全生^④，识智者或先于名利，自非至真^⑤之士，何能保养生之理哉？其有轻薄之伦，亦有矫情冒俗，口诵其事，行已违之。设能行者，不逾晦朔^⑥，即希长寿，此亦难矣。

读经典 学养生

养生类纂

YANG
SHENG
LEI
ZUAN

卷上

养生部

注

① 二仪：指天地。《易·系辞上》："是故易有太极，是生两仪。"

② 四大：指身体，源于佛教用语。佛教以地、水、火、风为四大，认为四者分别包含坚、湿、暖、动四种性能，人身即由此构成，故亦用作人身的代称。

③ 侮傲：傲视和轻慢他人，没有礼貌。

④ 全生：保全天性，顺其自然。

⑤ 至真：谓存养本性或修真得道达到的最高境界。

⑥ 晦朔：此指早晚，旦夕。

是以达人，知富贵之骄傲，故屈迹①而下人；知名利之败身，故割情而去欲；知酒色之伤命，故量事而樽节②；知喜怒之损性，故豁情以宽心；知思虑之销神，故损情而内守；知语烦③之侵气，故闭口而忘言④；知哀乐之损寿，故抑之而不有；知情欲之窃命，故忍之而不为。

注

① 屈迹：犹屈身。

② 樽（zǔn）节：抑止，约束。

③ 烦：繁多，繁杂。

④忘言：谓心中领会其意，不须用言语来说明。

　　若加之寒温适时，起居有节，滋味①无爽②，调息③有方，精气补于泥丸④，魂魄守藏，和神保气，吐故纳新，嗜欲无以干其心，邪淫不能惑其性，此则持身之上品，安有不延年者哉？

《云笈七签》

注

①滋味：味道，这里指食物。

②无爽：谓菜肴不变质，不败胃口。

③调息：调养将息。

④泥丸：道教语，脑神的别名。

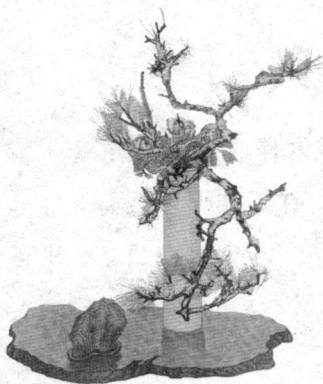

形者，气之聚也，气虚则形羸①；神者，精之成也，精虚则神悴②。形者，人也，为万物之最灵③；神者，生也，是天地之大德④。最灵者，万物之首；大德者，为天地之宗。万物以停育⑤为先，天地以清净是务。故君子养其形而爱其神，敬其人而重其生，莫不禀于自然，从于自在，不过劳其形，不妄役其神。同上

①羸：疲惫，虚弱。
②悴：憔悴。
③灵：富有灵性。
④德：古代特指天地化育万物的功能。
⑤停育：化育，养育。

夫人只知养形①，不知养神②；不知爱神，只知爱身。殊不知形者载身之车也，神去则人死，车败③则马奔，自然之至理也。同上

①形：形体。

②神：精神。

③败：毁坏。

五色①重②而天下爽③，珠玉贵④而天下劳，币帛⑤通而天下倾。是故五色者，陷目之锥；五音⑥者，塞耳之椎；五味⑦者，截舌之斧。同上

注

①五色：本指青、赤、白、黑、黄五种颜色。古代以此五者为正色。后泛指各种颜色。

②重：多；过分。

③爽：败坏。

④贵：贵重。

⑤币帛：泛指财物。

⑥五音：本指我国古代五声音阶中的五个音级，即宫、商、角、徵、羽。此处泛指音乐。

⑦五味：本指酸、苦、甘、辛、咸五种味道。此处泛指各种味道或调和众味而成的美味食品。

谯国①华佗，善养性②。弟子广陵吴普、彭城樊阿，受术于佗。佗尝语普曰：人体欲得劳动，但不当使极③耳。人身常摇动则谷气④消，

血脉流通，病不生。譬犹户枢⑤不朽是也。同上

⊙注

①谯国：即谯地，谯是汉代一个分封王国沛国的一
　个县名。
②养性：养生。性，通"生"。
③极：疲惫。
④谷气：食物之气。古人谓进食后积聚于人体之气。
⑤户枢：门轴。

读经典　学养生

养生类纂

YANG
SHENG
LEI
ZUAN

卷
上

养
生
部

　　人所以得全生命者，以元气属阳，阳为卫；
以血脉属阴，阴为荣①。荣卫常流，所以常生
矣。亦曰荣②卫③。荣卫，即荣华气脉，如树木
芳荣也。荣卫脏腑，爱护神气④，得以经营，
保于生路。又云清者为荣，浊者为卫，荣行脉
中，卫行脉外，昼行于身，夜行于脏，一百
刻⑤五十周，至平旦大会两手寸关尺⑥。阴阳
相贯，常流如循其环，始终不绝。绝则人死，
流则人生，故当运用调理，爱惜保重，使荣卫
周流，神气不竭，可与天地同寿矣。《元气论》

⊙注

①荣：中医指人体的营养作用或血液循环功能的一

个方面。

②荣：指荣气，又名"营气"。

③卫：指卫气。卫气与营气均源于水谷精微，其清
  稀部分化生为营气，浓浊部分化生为卫气。

④神气：指存养于人体内的精纯元气。

⑤一百刻：我国古代的一种计时方法，百刻制。即
  把昼夜分成均衡的一百刻，起计点在日出时刻，
  到下一个日出前计满一百刻。

⑥寸关尺：寸口脉分三部的名称。

树衰培土，阳衰阴补，含育元气①，慎莫
失度②。注云：无情莫若木，木至衰朽，即尘
土培之，尚得再荣。又见以嫩枝接续老树，亦
得长生，却为芳嫩。用意推理，阳衰阴补，是
亦宜尔。衰阳以少阴补而不失，取其元气津
液，引于我身，即颜复童矣。童女少女，正
气未散，元和才一，遇之修炼，其功百倍，切
忌自己元气流奔也。出《罗公远三峰歌》

注

①元气：是由元精父母之精所化生，由后天水谷精
  气和自然清气结合而成。

②度：法度。

读经典学养生

养生类纂

YANG
SHENG
LEI
ZUAN

卷上

养生部

人之情性①，为利欲之所败，如冰雪之曝日、草木之沾霜，皆不移时②而消坏矣。冰雪以不消为体，而盛暑移其真；草木以不凋为质，而大寒夺其性。人有久视③之命，而嗜欲④灭其寿。若能导引尽理，则长罔极。《保圣纂要》

注

①情性：本性。《荀子·性恶》："故顺情性则不辞让矣，辞让则悖于情性矣。"
②移时：经历一段时间。
③久视：长久存在；长寿；不老。
④嗜欲：嗜好与欲望。多指贪图身体感官方面享受的欲望。

神者，魂①也，降之于天；鬼者，魄②也，经之于地。是以神能服气，形能食味，气清则神爽，形劳则魄浊。服气③者，绵绵而不死，身飞于天；食味者，混混而徂④，形归于地，理之自然也。同上

注

①魂：古人认为魂是阳气，附在人体上主宰人，又

可离开肉体而独立存在的实体，构成人的思维才智。

②魄：古人认为魄是粗粝重浊的阴气，依附于人的形体而存在的精气、精神，构成人的感觉形体。

③服气：道教修炼方术。服内外气以养生，以控制呼吸，少出多入为要。

④徂：古同"殂"，死亡。

专精①养神，不为物杂，谓之清。反神服气，安而不动，谓之静。制念以定志，静身以安神，保气以存精，思虑兼忘，冥想②内视③，则身神并一。身神并一，则近真④矣。《仙经》

①专精：专心一致。

②冥想：深沉的思索和想象。

③内视：闭目不视外物，专心一意，气沉丹田。

④真：未经人为的东西。指本原、本性等。

有者因无而生①，形者须神则立，故有为无之宫②。形者神之宅，莫不全宅以安生，修身以养神。若气散归空，游魂③为变。火之于

烛，烛靡则火不居；水之于堤，堤坏则水不存。魂劳神散，气竭命终矣。同上

注

①有者因无而生：《老子》："天下万物生于有，有生于无。"

②宫：古代对房屋、居室的通称。

③游魂：游散的精气。古代哲学家认为人或其他动物的生命是由精气凝聚而成的。精气游散，则趋于死亡。

　　我命在我，不在于天，但愚人不能知此道为生命之要，所以致百病风邪者，皆由恣意极情①，不知自惜，故虚损②生也。譬如枯朽之木，遇风即折，将崩之岸，值水先颓，今若不能服药③，但知爱精节情，亦得一二百年寿也。同上

注

①恣意极情：此处恣意、极情义同，均指放纵自己，纵情任意，不受拘束。

②虚损：病名。因七情、劳倦、饮食、酒色所伤，

读经典学养生

养生类纂

YANG
SHENG
LEI
ZUAN

卷上

养生部

或病后失于调理，以致阴阳、气血、脏腑亏虚而成的疾患。

③服药：此指服丹药以修炼。

夫禀气含灵①，惟人为贵。人所贵者，盖贵于生。生者，神之本；形者，神之具。神大用则竭，形大劳则毙。若能游心②虚静，息虑无为，候元气于子候，时道引③于闲室，摄养④无亏，兼饵⑤良药，则百年耆寿⑥，是常分也。如恣意以耽⑦声色，役智⑧而图富贵，得丧萦⑨于怀抱⑩，躁扰⑪未能自遣⑫，不拘礼度，饮食无节，如斯之流，宁免夭伤之患也？《养生延命录》

注

①禀气：天赋的气性。汉王充《论衡·气寿》："人之禀气，或充实而坚硬，或虚劣而软弱。"含灵：内含灵性，有时专指具有灵性的人类。

②游心：潜心；留心。

③道引：即导引，导气引体，一种传统的养生方法。

④摄养：养生，调养。此处偏指饮食调理。

⑤饵：服食，吃。

⑥耆（qí）寿：高寿。

⑦耽：玩乐，沉湎。《诗·卫风·氓》："于嗟女兮，
　无与士耽。"毛传："耽，乐也。"

⑧役智：运用心智。

⑨萦：牵缠，牵挂。

⑩怀抱：心怀；心意。

⑪躁扰：焦躁烦扰。

⑫自谴：发抒排遣自己的感情。

　　人生而命有长短者，非自然也，皆由将身①
不谨，饮食过差②，淫泆③无度，忤逆阴阳，魂
神不守，精竭命衰，百病萌生，故不终其寿。
《养生延命录》

注

①将身：立身处世。《孔子家语·五仪解》："智
　士仁人，将身有节，动静以义。"

②过差：过分；失度。

③淫泆：恣纵逸乐。

　　五谷①充肌体而不能益寿，百药疗疾延年
而不能甘口。充肌甘口者，俗人之所珍；苦口
延年者，道士②之所宝。同上

12

养生类纂

读经典学养生

YANG
SHENG
LEI
ZUAN

卷上

养生部

注

①五谷：五种谷物，所指不一。此处泛指粮食。

②道士：此指炼丹服药、修道求仙之士。

百病横夭①，多由饮食。饮食之患，过于声色②。声色可绝之，虽饮食不可废之一日，为益亦多为患。同上

注

①横（hèng）夭：意外短命，突然早死。

②声色：指淫声与女色。《礼记·月令》："（仲夏之月）止声色，毋或进。"孔颖达疏："止声色者，歌乐华丽之事，为助阴静，故止之。"

体欲常劳，食欲常少，劳无过极，少无过虚。去肥浓①，节咸酸，减思虑，捐喜怒，除驰逐②，慎房室③，武氏行之有效。同上

注

①肥浓：厚味；美味。

②驰逐：驰猎禽兽。

③房室：房事，性生活。

13

养生类纂
读经典 学养生

YANG
SHENG
LEI
ZUAN

卷上

养生部

人受气①虽不知方术，但养之得理，常寿一百二十岁。不得此者，皆伤之也。少②复晓道，可得二百四十岁。复微加药物，可得四百八十岁。同上

注

①受气：禀受自然之气。
②少：稍稍，略。

养寿①之法，但莫伤之而已。夫冬温夏凉②，不失四时之和，所以适身③也。重衣④厚褥，体不堪苦，以致风寒之疾。厚味脯腊⑤，醉饱厌饫⑥，以致聚结之疾。美色妖丽⑦，嫔妾盈房，以致虚损之祸。淫声哀音，怡心悦耳，以致荒耽⑧之惑。驰骋游观，弋猎原野，以致荒狂之失。谋得战胜，兼弱取乱，以致骄逸之败。盖圣贤或失其理也，然养生之具⑨，譬如水火不可失适，反为害耳。同上

注

①养寿：保养身体以延年益寿。
②冬温夏凉：冬温被使暖，夏扇席使凉。

14

养生类纂

读经典 学养生

YANG
SHENG
LEI
ZUAN

卷上

养生部

③适身：谓顺适身体。晋葛洪《神仙传·彭祖》："夫
冬温夏凉，不失四时之和，所以适身也。"

④重（chóng）衣：衣上加衣。

⑤厚味脯腊：这里指高粱美味。厚味，美味。脯腊，
干肉。

⑥厌饫：吃饱；吃腻。

⑦妖丽：此指艳丽的女子。

⑧荒耽：沉溺。《大戴礼记·少间》："桀不率先
王之明德，乃荒耽于酒，淫泆于乐。"

⑨具：道，方法。《文子·微明》："老子曰：人
皆知治乱之机，而莫知全生之具，故圣人论世而
为之事，权事而为之谋。"

喜怒损志，哀戚损性，荣华惑德，阴阳竭
精，皆学道之大忌，仙法①之所疾也。虽还精②
胎息③，仅而补之，内虚已彻，犹非本真。
《真诰》

注

①仙法：道教修炼成仙之法。《云笈七签》卷
三三："夫喜怒损志，哀乐害性，荣华惑德，阴
阳竭精，皆学道人之大忌，仙法之所疾也。"

②还精：道家保持元气的修炼之术。

③胎息：模拟婴儿在母腹中的先天呼吸，即如胎儿
般以肚脐呼吸，直至用毛孔呼吸。

读经典　学养生

养生类纂

YANG
SHENG
LEI
ZUAN

卷
上

养生部

善摄生①者，卧起有四时之早晚，兴居②有至和之常制，筋骨有偃仰之方，闲邪③有吞吐④之术，流行营卫⑤有补泻之法，节宣⑥劳逸有与夺之要。忍怒以养阴气，抑喜以养阳气，然后先将草木以救亏缺，服金丹以定不穷，养性之道尽于此矣。《禁忌篇》

注

①摄生：养生，保养身体。

②兴居：指日常生活。犹言起居。

③闲邪：防止邪恶。

④吞吐：道家的吐纳之术。晋葛洪《抱朴子·极言》："调利筋骨，有偃仰之方；杜疾闲邪，有吞吐之术。"

⑤营卫：中医指血气之作用。《灵枢经·营卫生会》："营卫者，精气也；血者，神气也。故血之与气，异名同类焉。"

⑥节宣：指或裁制或布散以调适之，使气不散漫，不壅闭。

食能排邪而安脏腑，神能爽①志以资血气。摄生者，气正则味顺，味②顺则神气清，神气清则合真之灵全，灵全则五邪③百病不能

干也。故曰：水浊鱼瘦，气昏人病。夫神者，生之本；本者，生之具④。大用则神劳，大劳则神疲也。《摄生月令》

养生类纂 读经典学养生

YANG
SHENG
LEI
ZUAN

卷上

养生部

注

①爽：使…舒爽。

②味：此指食物。

③五邪：一指五种病因，也指五脏的病邪。

④具：器物，用具。

食谷①者，智慧聪明。食石②者，肥泽③不老，谓练五色④食也。食芝⑤者，延年不死。食元气者，地不能埋，天不能杀。是故食药者，与天地相配，日月并列。《神农经》

注

①谷：粮食作物总称。古代经传常以百谷、九谷、六谷、五谷称之。

②石：指道教用矿石炼制的所谓长生的药。

③肥泽：肌肉丰润。

④五色：此指五石，五种石料。后被道教用以炼丹。晋葛洪《抱朴子·金丹》："五石者，丹砂、雄黄、白矾、曾青、慈石也。"

17

⑤芝：芝草，菌类植物，生枯木上，有青、赤、黄、白、黑、紫等色。古以为瑞草，服之可以成仙，故又名灵芝。

少①不勤行，壮不竞时，长而安贫，老而寡欲，闲心②劳形，养生之方也。《列子》

注

①少：年轻时期。
②闲心：约束心思。刘良注："闲，闲也。"

或疑者云：始同起于无外①，终受气于阴阳，载形魄②于天地，资生长于食息③，则有愚、有智、有强、有弱、有寿、有夭，天耶？人耶？解者曰：夫形生愚智天也，强弱寿夭人也，天道自然④，人道自己。始而胎气充实，生而乳食有余，长而滋味⑤不足，壮而声色有节者，强而寿。始而胎气虚耗，生而乳食不足，长而滋味有余，壮而声色自放者，弱而夭。生长全足，加之导养⑥，年未可量。《大有经》

养生类纂

读经典学养生

YANG
SHENG
LEI
ZUAN

卷上

养生部

①无外：犹言没有两样。
②形魄：指形体与依附形体而显现的精神。亦指躯壳。
③食息：饮食和呼吸。
④天道自然：中国东汉唯物主义哲学家王充提出的哲学命题。指自然界的运动、发生和发展是自然而然的，没有另外的支配者。
⑤滋味：美味。此指食物。
⑥导养：摄生养性。

　　夫神者，生之本；形者，生之具也。神大用则竭①，形大劳则毙②。神形早衰，欲与天地长久，非所闻也。故人所以生者，神也，神之所托者，形也。神形离别则死，死者不可复生，离者不可复返，故乃圣人重之。夫养生之道，有都领大归③，未能具其会者，但思每与俗反，则暗践胜辙④，获过半之功矣。有心之徒，可不察欤？《太史公司马论》

注

①竭：用尽，枯竭。
②毙：死，衰竭。

养生类纂
读经典 学养生

YANG
SHENG
LEI
ZUAN

卷上

养生部

③都领：要领，要诀。大归：大要，大旨。
④辙：法则，规范。

  世人不终①耆寿、咸多夭殁者，皆由不自爱惜。忿争尽意②，邀名射利，聚毒攻神，内伤骨髓，外乏筋肉，血气将无，经脉便壅，内里空疏，惟招众疾，正气日衰，邪气日盛矣。不异举沧波以炷爝火③，颓华岳④而断涓流，语其易也，甚于兹矣。《名医叙病论》

注

①不终：不得善终，不能终其天年。
②忿争：愤怒相争。尽意：犹尽情。
③沧波：碧波。爝火：炬火，小火。
④华岳：西岳华山。

  昼无事者，夜不梦。张道人年百数十，甚翘①壮也。云养性之道，莫久行、久坐、久卧、久听，莫强②食饮，莫大醉，莫大愁忧，莫大哀思，此所谓能中和。能中和者，必久寿也。《慎子》

读经典学养生

养生类纂

YANG
SHENG
LEI
ZUAN

卷上

养生部

注

①翘：高。

②强：勉强，强迫。

　　人生大期①，百年为限，节护之者，可至千岁，如膏②之用小炷与大耳。众人大言而我小语③，众人多烦而我少记，众人悷暴而我不怒。不以人事④累意，不修君臣之义，淡然⑤无为，神气自满，以为不死之药，天下莫我知也。无谓⑥幽冥，天知人情；无谓暗昧，神见人形。心言小语，鬼闻人声；犯禁满千，地收人形。人为阳善，正人报之；人为阴善，鬼神报之。人为阳恶，正人治之；人为阴恶，鬼神治之。故天不欺人依以影，地不欺人依以响⑦。《养生延命录》

注

①大期：指死期。

②膏：灯油。

③大言：高声说话。小语：细语。

④人事：此指人情事理。

⑤淡然：淡泊，不趋名利。

⑥无谓：不要以为；漫说。

⑦响：回声。

气者身之根也，鱼离水必死，人失道①岂存？是以保生者，务修于气；爱气者，务保于精。精气两全，是名保真②。《延陵君修养大略》

注

①道：养生之道。
②保真：保全纯真的本性、天性。

修身①之法，保身之道，因气养精，因精养神，神不离身乃常健②。《太上老君说内经丹》

注

①修身：陶冶身心，涵养随性。
②健：健康。

眼多视则贪资①，口多言则犯难，身多动则淫贼，心多饰则奢侈，未有用此四多②而天下成治者也。《仙传拾遗》

注

①贪资：贪恋钱财。

②四多：指眼多视、口多言、身多动、心多饰。

　　五色令人目盲，五音令人耳聋，五味令人口爽①，驰骋②田猎令人心发狂，难得之货令人行妨，是以圣人为腹不为目，故去彼取此。《老子》

注

①口爽：口舌失去辨别味道的能力。爽，败坏。

②驰骋：自由或随意地走动。

　　道①者，气也，宝气得道长存。秘者，精也，宝②精则神明长生。精者，血脉之川流，守骨之灵神，精去则骨枯，骨枯则死矣。是以为道者，务宝其精。《太平御览》

注

①道：宇宙万物的本源、本体。《韩非子·解老》："道者，万物之所然者，万理之所稽也。"

②宝：珍视，以之为宝。

23

养生类纂

读经典 学养生

养生类纂

YANG
SHENG
LEI
ZUAN

卷上

养生部

至道①之精，窈窈冥冥②；至道之极，昏昏默默③。无视无听，抱神以静，形将自正，必静必清，无劳汝形，无摇汝精，乃可以长生。目无所见，耳无所闻，心无所知，汝神将守形，形乃长生。《庄子》

注

①至道：佛、道谓极精深微妙的道理或道术。
②窈窈冥冥：微妙精深的样子。
③昏昏默默：看不见、听不到的状态。谓至道难见莫测。

圣人休休焉则平易矣①，平易则恬淡②矣，平易恬淡则忧患不能入，邪气不能袭，故其德全而神不亏。同上

注

①休休：形容宽容、气魄大。平易：性情温和宁静、谦逊和蔼。
②恬淡：清静淡泊。

养志者忘形，养形者忘利，致①道者忘心矣。同上

注

①致：求取，获得。《论语·子张》："百工居肆以成其事，君子学以致其道。"

目欲视色，耳欲听声，口欲察味，志气欲盈人①。上寿百岁，中寿八十，下寿六十。除病瘦、死丧、忧患，其中开口笑者，一月之中不过四五日而已矣。天与地无穷，人死者有时。操有时之具，而托于无穷之间，忽然无异骐骥之驰过隙也②。不能悦其志意，养其寿命者，皆非通道③者也。同上

注

①志气欲盈人：心志要求满足。
②忽然：俄顷，一会儿。骐骥：骏马。
③通道：普遍适用的道理。

凝心①虚形，内观②洞房③，抱玄念神，专守真一④者，则头发不白，秃者更须。未有以

百思缠胸，寒热破神。营此官务⑤，当此风
尘⑥，口言凶吉之会，身排得失之门，众忧
若是，万虑若此，虽有真心为不笃，抱道不
行，握宝不用，而自然望头不白者，亦希闻
也。《真诰》

注

①凝心：专心，一心一意。
②内观：即内视。道家的修养方法之一。谓不观
　外物，绝念无想。
③洞房：道教养生之道中所指的人体的一个穴位。
④真一：道教名词。本指保持本性，自然无为。后
　多用以指养生的方法。
⑤官务：官府的徭役赋税。
⑥风尘：尘世，纷扰的现实生活境界。

　　眼者，身之镜；耳者，体之牖①。视多则
镜昏，听众则牖闭。面者，神之庭；发者，齿
之华。心悲则面焦，脑减则发素。所以精元
内丧，丹精损竭也。精者体之神明，身之宝，
劳多则精散，营竟则明消，所以老随气落，
耄②已及之。同上

注

①牖：音同"有"，窗户。

②眊：音同"冒"，昏乱。《左传·昭公元年》："谚所谓老将至而眊及之者。"

　　虚妄①者，德之病；华炫②者，身之灾；滞者，失之首；耻者，体③之钥。遣此四难，然后始可以问道耳。同上

　　为道④当令三关恒调，是根精固骨之道也。三关者，口为天关，足为地关，手为人关，谓之三关。三关调，则五脏安，五脏安，则举身⑤无病。同上

注

①虚妄：荒诞无稽。

②华炫：炫耀。

③体：身体的钥匙。

④为道：犹言修道。《老子》："为学日益，为道日损。损之又损，以至于无为。"

⑤举身：全身。

27

夫可久于其道者，养生也；常可与久游者，纳气^①也。气全则生存，然后能养至。养至则合真，然后能久登^②生气之二域，望养全^③之寂寂^④，万物玄黄^⑤，尽假^⑥寄耳，岂可不勤之哉！气全则辟鬼邪，养生则辟百害，入军不逢甲兵，山行不触虎兕^⑦，此之谓矣。同上

注

①纳气：纳气就是采气，采天地万物之精华灵气而收纳于自身体内。

②登：进入。

③养全：抚养保全。

④寂寂：寂静无声的样子。

⑤玄黄：指天地。

⑥假：寄托。

⑦虎兕：虎与犀牛。这里泛指凶猛的野兽。

衰年^①体羸，多为风寒所乘，当深颐养，晏此无事。上味玄元^②，栖守绛津^③。体寂^④至达^⑤，心研^⑥内观，屏彼方累，荡濯他念，乃始近其门户耳。苦忧累多端，人事未省，虽复憩灵空洞^⑦，存心淡泊缠绵，亦弗能达也。渔阳田豫^⑧曰：人以老驰车轮者，譬犹钟鸣漏尽^⑨，

28

而夜行不休，是罪人也。以此喻老嗜好行来屑屑⑩，与年少为党耳。若今能誓不复行者，则立愈矣。如其不尔，则疹⑪与年阶⑫，可与心共议耶？ 同上

注

①衰年：衰老之年。

②玄元：谓天地未分时的混沌一体之气。道家称为天地万物本源的道。

③绛津：此处当指体内血液。绛，深红色。津，水。

④寂：静止。

⑤达：畅通。

⑥心研：意指专心。

⑦空洞：道教语。谓化生元气的太虚之境。

⑧渔阳田豫：田豫字国让，渔阳雍奴人，三国时期魏国将领，有干略，为并州刺史，迁卫尉。年老求逊位，与司马宣王书曰：年过七十而以居位，譬犹钟鸣漏尽而夜行不休，是罪人也。年八十二亡。

⑨钟鸣漏尽：昼漏尽，晚钟鸣。谓晚上。

⑩行来：往来，出入。屑屑：劳瘁匆迫的样子。

⑪疹：疾病。

⑫阶：增长。

礼①年七十悬车。悬车②者，以年薄虞渊③，如日之仄，体气就损，神候方落，不可复劳形躯于风尘，役方寸④外物矣。同上

夫学道，惟欲默然养神，闭气⑤使极，吐气使微，又不得言语。大呼唤令人神气劳损，如此以学，皆非养生也。同上

🈟

①礼：社会生活中由于风格习惯而形成的行为准则、道德规范和各种礼节。
②悬车：把车子挂起来，即废车不用。
③虞渊：亦指"虞泉"。传说为日没处。
④方寸：指心、脑海。
⑤闭气：古代道家的修炼术。用特殊的呼吸方法达到养生的目的。

夫学生之道，当先治病，不使体有虚邪及血少脑减①，津液秽滞也。不先治病，虽服食②行气③，无益于身。同上

🈟

①血少脑减：气血虚弱，脑髓不充。
②服食：服用丹药，道家养生术之一。

③行气：道教语，指呼吸吐纳等养生方法的内修
功夫。

心欲安静，虑欲深远。心安静则神策生，
虑深远则计谋成。心不欲躁，虑不欲浅。心躁
则精神滑，虑浅则百事倾。全汝形，抱汝生，
无使汝思虑营营①，若比②绪年，或可以及。此
言出亢仓子③。注云：营营，运动不息也，绪，
终也。全形抱生，不运思虑，虑心冥寂，道自
居之。若比年④可及此言也。

注

①营营：劳而不知休息，忙碌。
②比：仿效。
③亢仓子：传说为《庄子》中的寓言人物，姓庚
桑，名楚，陈国人。得太上老君之道，能以
耳视目听。
④比年：每年，连年。

水之性清，吐者扣之，故不得清。人之
性寿，物者扣之，故不得寿，扣①，乱也。人
性寿者，为外物所乱，使不终天年，物也者，

读经典 学养生 养生类纂

YANG
SHENG
LEI
ZUAN

卷上

养生部

所以养性也。今代之盛者，多以性养物，则不知轻重也。是故圣人之于声色滋味也，利于性则圣②之，害于性则捐③之，此全性④之道也。同上

导筋骨则形全，剪情欲则神全，靖⑤言语则福全。同上

注

①扣：乱。
②圣：重视。
③捐：抛弃。
④全性：保全天性。
⑤靖：止息。

夫香美脆味，厚酒肥肉，甘口而疾形；曼理皓齿①，悦情而损精。故云：泰甚去泰②，身乃无害。《韩非子》

水之性欲清，沙石秽之；人之性欲平，嗜欲害之。惟圣人能遗物③反己。《文子》

注

①曼理皓齿：此指有着曼理皓齿的女子。曼理，细腻的肌肤。

②泰：安舒，安宁。

③遗物：谓超脱于世物之外。

夫喜怒者，道之邪也；忧悲者，德之失也；好憎者，心之过也；嗜欲者，生之累也。人大怒破阴，大喜坠阳，薄气①发喑②，惊怖③为狂，忧悲焦心④，疲乃成积。人能除此五者，即合于神明。神明⑤者得其内，得其内者五脏宁，思虑平，耳目聪明，筋骨劲强。同上

注

①薄气：谓阴气相搏。

②喑：嗓子哑，不能出声，失音。

③惊怖：惊吓。

④焦心：忧虑，着急。

⑤神明：谓人的精神、心思。

学道之人，聊且均调喜怒之情。虽有喜，勿至荡动湛然①之性；虽有怒，勿至结滞浩然②之气。《耄智余书》

遣妄情如刀之伐树，非一斧可倒；求真理如食之充肠，非一口可饱。修道③积功，大率

养生类纂

读经典 学养生

YANG
SHENG
LEI
ZUAN

卷上

养生部

如此。同上

注

①湛然：清澈，此指淡泊。

②浩然：正大豪迈的样子。

③修道：此指道家修炼以求成仙。

　　灌园所以养蔬也，驱禽所以养果也。养生之士，岂不如养蔬、养果之人乎？较其理之轻重何如哉？ 同上

　　养生大要：一曰啬神①，二曰爱气②，三曰养形③，四曰导引④，五曰言语，六曰饮食，七曰房室，八曰反俗，九曰医药，十曰禁忌。过此以往，义可略焉。《养生集》序

注

①啬神：爱惜精神。

②爱气：爱惜元气。

③养形：保养形体。

④导引：导气引体。古医家、道家的养生术。实为呼吸和躯体运动相结合的体育疗法。

养生类纂 读经典学养生

YANG
SHENG
LEI
ZUAN

卷上

养生部

　　人不欲使乐，乐人不寿。但当莫强为力所
不任，举重①引强②，掘地苦作，倦而不息，以
致筋骨疲竭耳。然劳苦胜于逸乐也。能从朝至
暮，常有所为，使之不息乃快。但觉极当息，
息复为之，此与导引无异也。夫流水不腐，
户枢不朽者，以其劳动数故也。饱食不得坐
与卧，欲得行步，务作以散之，不尔使人得
积聚不消之疾及手足痹蹶③、面目黧皱④，必损
年寿也。《养生延命录》

注

①举重：扛抬重物。
②引强：挽拉强弓。
③痹蹶：病名，中医指由风、寒、湿等引起的肢体
　疼痛或麻木之病。
④黧皱：色黑而有皱纹。

　　先除欲以养情，后禁食①以存命。是知食
胎气②，饮③灵元④，不死之道，返童还年，此
盖圣人之所重也。《太清中黄真经》

　　我命在我，保精爱气，寿无极也。《仙经》

　　无劳尔形，无摇⑤尔精，归心静默，可以

注

①禁食：在一定的时间内禁止进食。为古代养生方
　法之一。

②胎气：道教谓自然的正气。

③饮：使滋润不干枯。

④灵元：道家称脾神为"灵元"。

⑤摇：耗费。

　　一阴一阳谓之道，三元二合①谓之丹，溯
流补脑谓之还，精化为气谓之转。一转一易
一益，每转延一纪②之寿，九转延一百八岁。
同上

　　阴阳之道，精液为宝，谨而守之，后天③
而老。同上

　　子欲长生，当由所生之门，游处得中，进
退得所④，动静以法，去留以度，可以延命而
愈疾矣。同上

养生类纂

读经典 学养生

YANG
SHENG
LEI
ZUAN

卷上

养生部

注

①三元：道教称天、地、水为"三元"。《云笈七签》
　卷五六："夫混沌分后，有天、地、水三元之气，
　生成人伦，长养万物。"二合：指阴阳。晋陆机
　《吴大帝诔》："体和二合，以察三精。"

②一纪：岁星（木星）绕地球一周约需十二年，故
　古称十二年为一纪。

③后天：谓后于天，极言长寿。后用为祝寿之词。

④游处得中，进退得所：游处，出游和家居。借指
　相处，彼此生活在一起。得中、得所，适当、适宜。

　　以金理①金，是为真金；以人理人，是为
真人。人常失道，非道失人；人常去生，非生
去人。要常养神，勿失生道，长使道与生相
保②，神与生相保，则形神俱失矣。同上

　　故性命之限，诚有极也；嗜欲之性，固无
穷也。以有极之性命，逐无穷之嗜欲，亦自
毙③之而已矣。《元气论》

注

①理：修炼。
②保：养育。
③自毙：自取灭亡。

读经典学养生 · 养生类纂

YANG
SHENG
LEI
ZUAN

卷上

养生部

德以形为车，道以气为马，魂以精为根，魄以气为户。形劳则德散，气越①则道叛，精销魂散，气勤魄微。是以静形爱气，全精②宝视，道德凝密，魂魄固守。《云笈七签》

夫长生久视③，未有不爱精保气能致之，阴丹④内御之道，世莫得知，虽务于气，而不解绝情欲，亦未免殃⑤矣。《切真先生服内元气诀法》

注

①气越：精气飘散。

②全精：道家语。谓保持精神，不使散失。

③长生久视：长久地活着。《吕氏春秋·重己》："无贤不肖，莫不欲长生久视。"高诱注："视，活也。"

④阴丹：为道教重要的炼养方术。早期道教多以"阴丹"与"阳丹"对举，阳丹指外丹，阴丹与内丹相近。

⑤殃：祸害。

天地以生成为德。有生①所甚重者，身也，身以安乐为本。安乐所以致者，以保养为本。世之人必本其本，则本必固。本既固，疾病何由而生？夭横何由而至？此摄生②之道，无逮于此。夫草木无知，犹假灌溉。矧③人为万物之灵，岂不资以保养？然保养之义，其理万计，约而言之，其术有三：一养神，二惜气，三堤④疾。忘情去智，恬憺虚无⑤，离事全真⑥，内外无寄⑦。如是则神不内耗，境⑧不外惑，真一⑨不杂，神自宁矣，此养神也。抱一元⑩之本根，固归真⑪之精气，三焦⑫定位，六贼忘形⑬，识界⑭既空，大同斯契⑮，则气自定矣，此惜气也。饮食适时，温凉合度，出处无犯于八邪⑯，痎瘵不可以勉强，则身自安矣，此堤疾也。三者甚易行，然人自以谓难行而不肯行，如此虽有长生之法，人罕敦尚⑰，遂至永谢。是以疾病交攻，天和⑱顿失，圣人悯之。《本草衍义》

注

①有生：有生命者，《列子·杨朱》："有生之最灵者，人也。"此即指人。

②摄生：养生，保养身体。《老子》："盖闻善摄生者，陆行不遇兕虎，入军不被兵甲。"

③矧（shěn）：况且。

④堤：防范，防止。

读经典 学养生

养生类纂

YANG
SHENG
LEI
ZUAN

卷上

养生部

⑤恬憺：清静淡泊。虚无：谓清静无欲，无所爱恶。

⑥全真：保全天性。

⑦无寄：没有着落，无所寄托。

⑧境：佛教指成为心意对象之世界。如尘境、色境、法境等。

⑨真一：道教名词。本指保持本性，自然无为。后多用以指养生的方法。

⑩一元：事物的开始。

⑪归真：还其本来的状态。

⑫三焦：中医学名词。上焦、中焦、下焦的合称。《史记·扁鹊仓公列传》："别下于三焦、膀胱。"张守节正义引《八十一难》："三焦者，水谷之道路，气之所终始也。上焦在心下下膈，在胃上口也；中焦在胃中脘，不上不下也；下焦在脐下，当膀胱上口也。"

⑬六贼：佛教语。指眼、耳、鼻、舌、身、意六根。谓此六根妄逐尘境，如贼劫财。又因指色、声、香、味、触、法六尘。谓此六尘能以眼、耳等六根为媒介，劫掠"法财"，损害善性，故称。忘形：指超然物外，忘了自己的形体。

⑭识界：简而言之，便是由人的意识所凝聚而成的一个虚幻世界，包含恶思、善念、欲望、怒意、各种妄想思考、心之所想，以及人心深层的意识等。

⑮大同：谓与天地万物融合为一。契：合，投合。

⑯八邪：佛教语。指反于八正道者。即邪见、邪思惟、邪语、邪业、邪命、邪方便、邪念、邪定。

⑰敦尚：崇尚，推崇。

⑱天和：人体之元气。《文子·下德》："目悦五色，口肥滋味，耳淫五声，七窍交争，以害一性，日引邪欲，竭其天和，身且不能治，奈治天下何！"

夫安乐之道，在能保养者得之。况招来和气之药少，攻决之药多，不可不察也。是知人之生，须假保养，无犯和气，以资生命。才失将护①，便至病生，苟或处治，乖方旋见。颠越②防患，须在闲日③。故曰：安不忘危，存不忘亡，此圣人之预戒也。同上

注

①将护：调养护理。

②颠越：陨落，坠落。引申为死亡。

③闲日：平常时候。

摄养之道，莫若守中，守中①则无过与不及之害。经曰：春秋冬夏，四时阴阳，生病起于过用。盖不适其性而强云为，逐强处即病生。五脏受气，盖有常分，用之过耗，是以病生。善养生者，既无过耗之弊，又能保守真

41

元②，何患乎外邪所中也？故善服药，不若善保养；不善保养，不若善服药。世有不善保养，又不善服药，仓卒③病生，而归咎于神天。噫！是亦未常思也。可不谨欤。同上

注

①守中：保持内心的虚无清静。《老子》："天地之间，其犹橐钥乎！虚而不屈，动而愈出。多言数穷，不如守中。"王纯甫注："中也者，中也；虚也，无也，不可言且名者也。"

②真元：此指体内的元气。

③仓卒：仓促。

　　夫未闻道①者，放逸其心，逆②于生乐，以精神徇③智巧，以忧畏徇得失，以劳苦徇礼节，以身世徇财利，四徇不置，心为之病矣！极力劳形，躁暴气逆，当风纵酒，食嗜辛咸，肝为之病矣。饮食生冷，温凉失度，久坐久卧，大饱大饥，脾为之病矣。呼叫过常，辩争陪答，冒犯寒暄，恣食咸苦，肺为之病矣。久坐湿地，强力④入水，纵欲劳形，三田⑤漏溢，肾为之病矣。五病既作，故未老而羸，未羸而

病，病至则重，重则必毙。呜呼！是皆弗思而自取之也。卫生⑥之士，须谨此五者，可致终身无苦。经曰：不治已病治未病。正为此矣。

同上

注

①闻道：领会某种道理。《论语·里仁》："朝闻
　道，夕死可矣。"
②逆：违背。
③徇：营求。
④强力：强迫。
⑤三田：道家谓两眉间为上丹田，心为中丹田，脐
　下为下丹田，合称三丹田或三田。
⑥卫生：养生；保护生命。《庄子·庚桑楚》："老
　子曰：'卫生之经，能抱一乎？'"郭象注："防
　卫其生，令合道也。"

　　夫善养生者养内，不善养生者养外。养外者，实外以充快，悦泽贪欲①，恣情为务，殊不知外实则内虚也。善养内者，实内使脏腑安和，三焦各守其位，饮食常适其宜。故庄周曰：人之可畏者，衽席②饮食之间，而不知为之戒者过也。若能常如是畏谨，疾病何缘而

43

读经典 学养生

养生类纂

YANG
SHENG
LEI
ZUAN

卷上

养生部

起？寿考焉得不长？贤者造形③而悟，愚者临病不知，诚可畏也。同上

①悦泽贪欲：喜欢光润悦目，贪恋纵情享受。
②袵席：借指男女色欲之事。
③造形：创造物体形象。《庄子·徐无鬼》："形固造形，成固有伐。"王先谦集解："无形之形可以造众形。"

　　夫人之生，以气血为本，人之病未有不先伤其气血者。世有童男童女，积想①在心，思虑过当，多致劳损。男则神色先散，女则月水先闭。何以致然？盖愁忧思虑则伤心，心伤则血逆竭，血逆竭故神色先散，而月水先闭也。火②既受病，不能荣养其子③，故不嗜食。脾既虚则金气亏，故发嗽。嗽既作水气绝，故血肢干。木气不充，故多怒，鬓发焦，筋痿矣。五脏传遍，故卒不能死，然后死矣。同上

44

①积想：谓积久的思虑、想望。

②火：指心。

③子：此指脾。

　　黄帝问岐伯①曰：余闻上古之人，春秋皆度百岁而动作不衰。今时之人，年至半百，而动作皆衰者，时世异耶？人将失之耶？岐伯对曰：上古之人，其知道②者，法于阴阳，和于术数③。食饮有节，起居有常，不妄作劳，故能形与神俱，而尽终其天年，度百岁乃去。今时之人不然也。以酒为浆，以妄为常，醉以入房，以欲竭其精，以耗散其真。不知持满，不时御神，务快其心，逆于生乐，起居无节，故半百而衰也。《黄帝素问》

注

①岐伯：岐伯是传说中我国远古时代最著名的医生，传说黄帝为疗救民疾，尊他为老师，一起研讨医学问题，《黄帝内经》多数内容即以他与黄帝答问的体裁写成。因而后世用"岐黄"代替《内经》。并由此引申而专指中医、中医学。

②知道：懂得养生之道。

③术数：谓以种种方术，观察自然界可注意的现象，来推测人的气数和命运。也称"数术"。

天有四时五行，以生长收藏①，以生寒暑燥湿风。人有五藏，化为五气②，以生喜怒悲忧恐。故喜怒伤气，寒暑伤形，暴怒伤阴，暴喜伤阳。厥③气上行，满脉去形，喜怒不节，寒暑过度，生乃不固。故重阴必阳，重阳必阴。故曰：冬伤于寒，春必病温；春伤于风，夏必飧泄；夏伤于暑，秋必病疟；秋伤于温，冬必咳嗽。同上

注

①生长：养育；生育。《文子·自然》："天化育无形状，地生长无计量。"收藏：收聚蓄藏；收集保存。

②五气：指五脏之气。气，指脏腑的功能活动。

③厥：病名。指突然昏倒、手足逆冷等症。

王充年渐①七十，乃作养生之书，凡十六篇。养气②自守，闭明塞聪，爱精自补，服药导引③，庶几获道。《会稽典录》

太上④养神，其次养形。神清⑤意平，百节皆宁，养生之本也。肥肌肤，充腹肠，开嗜欲，养生之末也。《文子》

养生类纂

读经典 学养生

YANG
SHENG
LEI
ZUAN

卷上

养生部

注

①渐：至，到。

②养气：保养元气；涵养本有的正气。语本《孟
子·公孙丑上》："我善养吾浩然之气。"

③导引：导气引体。古医家、道家的养生术。实为
呼吸和躯体运动相结合的体育疗法。

④太上：最上，最高。

⑤神清：谓心神清朗。

神不淫于外则身全，身全之谓得。得者，
得身也。《韩非子》

凡生之长也，顺之也。使生不顺者，欲
也。故圣人必先适欲①，适节也。室大则多阴，
台高则多阳。多阴则蹶，多阳则痿。蹶②者逆
寒疾也，痿③痹不能行，此阴阳不适之患也。
是故先王不处大室，不为高台，味不众珍。衣
不燀热，燀热④则理塞，理塞则气不达。味众
珍则胃充，胃充则中大鞔⑤，中大鞔则气不达。
以此求长生，其可得乎？《吕氏春秋》

注

①适欲：犹言节制欲望。高诱注："适犹节也。"

②蹶：中医病名。指脚上肌肉萎缩、神经麻痹而不

47

能行走。

③痿：身体某部分萎缩或失去机能的病。《素问·痿
论》："黄帝问曰：'五脏使人痿何也？'"王冰注：
"痿谓痿弱无力以运动。"

④燀热：过分热。高诱注："燀读曰亶。亶，厚也。"

⑤鞔：通"懑"，闷胀。高诱注："鞔，读曰懑，
不胜食气为懑病也。肥肉厚酒，烂肠之食，此之
谓也。"

　　天生阴阳，寒暑燥湿，四时之化，万物之
变，莫不为利，莫不为害。圣人察之以便①生，
故精神安乎形而年寿长焉。长也者，非短而续
之者也，毕其数②也。毕数之务，在去乎害。
何谓去害？大③甘、大酸、大苦、大辛、大咸，
五者充形则生害矣。大喜、大怒、大忧、大恐、
大哀，五者接神则生害矣。大寒、大热、大燥、
大湿、大风、大雾，六者动精则生害矣。诸言
大者，皆谓过制。故凡养生，莫若知本，则疾
无由至矣。同上

注

①便：有利。《墨子·辞过》："是故圣王作为宫
　室，便于生，不以为观乐也。"

48

②数：此指年数、岁数。

③大："大甘"至"大雾"之"大"，都是指过制、过度。

　　劳者，劳于神气；伤者，伤于形容。饥饱过度则伤脾，思虑过度则伤心，色欲过度则伤肾，起居过常则伤肝，喜怒悲愁过度则伤肺。又风寒暑湿则伤于外，饥饱劳役则败于内。昼感之则病荣①，夜感之则病卫②。经行内外，交运而各从其昼夜。始劳于一，一起为二，二传于三，三通于四，四干其五，五复犯一③。一至于五，邪乃深藏，真气因失，使人肌肉消，神气弱，饮食减，行步难。及其如此，则虽有命，亦不能生也。《华佗中藏经》

注

①荣：指营气。

②卫：指卫气。

③"始劳"五句：意谓一脏受病不愈，则按五行相克规律依次传遍。

读经典 学养生

养生类纂

养
生
类
纂

YANG
SHENG
LEI
ZUAN

卷上

养生部

　　夫人禀天地阴阳而生者。盖天有六气^①，人有三阴三阳^②，而上奉之。地有五行^③，人有五脏五腑^④，而下应之。于是资生^⑤皮肉、筋骨、精髓、血脉、四肢、九窍、毛发、齿牙、唇舌，总而成体。外则气血循环，流注经络，喜伤六淫。内则精、神、魂、魄、志、意、思，喜伤七情。六淫者，寒暑燥湿风热是，七情者，喜怒忧思悲恐惊。若持护得宜，怡然安泰。役冒非理，百疴^⑥生焉。《三因极一方论》

注

①六气：自然气候变化的六种现象。指阴、阳、风、雨、晦、明。《左传·昭公元年》："天有六气，降生五味……六气曰阴、阳、风、雨、晦、明也。"

②三阴：中医用语。指经络中的太阴、少阴、厥阴。可分为三对六脉：手太阴肺经，足太阴脾经，手少阴心经，足少阴肾经，手厥阴心包经，足厥阴肝经。三阳：中医谓太阳、少阳、阳明三经脉为三阳。

③五行：水、火、木、金、土。我国古代称构成各种物质的五种元素，古人常以此说明宇宙万物的起源和变化。

④五脏：指心、肝、脾、肺、肾。中医谓"五脏"有藏精气而不泻的功能，故名。五腑：即"六腑"，

指胃、胆、三焦、膀胱、大肠、小肠。

⑥资生：赖以生长，赖以为生。

⑦疴（kē）：疾病。

YANG SHENG LEI ZUAN

物之最灵，惟其人也。身者，乃神化之本精于人也，若水浮航；气于人也，如风扬尘；神于人也，似野马①聚空。水涸则航止，风息则尘静，野马散而大空长有。精能固物，气能盛物，精气神三者，心可不动其变化也。外忘其形，内养其神，是谓登真②之路。嗜欲纵乎心，孰能久去？哀乐伤乎志，孰能久忘？思虑役乎神，孰能久无？利禄劳乎身，孰能久舍？五味③败乎精，孰能久节？酒醴乱乎情，孰能久绝？食佳肴，饮旨酒，顾以姝丽④，听以淫声⑤，虽精气强而反祸于身，耳目快而致乱于神，有百端之败道，夫一芥⑥而希真，安有养身之验耳？夫学道者，外则意不逐物移，内则意不随心乱，湛然保于虚寂，造乎清净之域。譬如起屋之劳，假一息之形气，尚苏神归其清，而况契于道，保真丹所哉。《崔真人天元入药镜》

注

①野马：指野外蒸腾的水汽。

②登真：犹登仙、成仙。

③五味：此泛指各种味道或调和众味而成的美味食品。

④姝丽：美女。

⑤淫声：淫邪的乐声。古代以雅乐为正声，以俗乐为淫声。

⑥一芥：一粒芥籽，形容量小。

彭祖曰：养寿之道，但莫伤之而已。夫冬温夏凉，不失四时之和，所以适身也。美色淑姿①，幽闲娱乐，不致思欲之惑，所以通神也。车服②威仪③，知足无求，所以一志也。八音④五色，以悦视听，所以导心也。凡此皆以养寿，而不能斟酌之者，反以速患。古之圣人，恐下才⑤之子，不识事宜⑥，流遁⑦不还，故绝其源。故有上士⑧别床，中士⑨异被，服药百剂，不如独卧。五音使人耳聋，五味令人口爽。苟能节宣⑩其宜适，抑扬其通塞者，不减年算而得其益。凡此之类，譬犹水火，用之过当，反为害也。不知其经脉损伤，血气不足，内理空疏，髓脑不实，体已先病，故为外物所犯，因风寒

养生类纂 读经典学养生

YANG
SHENG
LEI
ZUAN

卷上

养生部

酒色，以发之耳。若本充实，岂有病也？夫远思强记伤人，忧愁悲哀伤人，喜乐过差伤人，忿怒不解伤人，汲汲[11]所愿伤人，阴阳不顺伤人，有所伤者甚众，而独戒于房中，岂不惑哉？男女相成，犹天地相生也，所有导养神气，使人不识其和。天地得交接[12]之道，故无终竟之限。人失交接之道，故有残伤之期。能避众伤之事，得阴阳之术，则不死之道也。天地昼分而夜合，一岁三百六十交，而精气和合，故能生产万物而不穷。人能则之可以长存。次有服气[13]，得其道则邪气不得入，治身之本要。其余吐纳、导引之术，及念体中万神有含影[14]守形之事，皆非真道。人能爱精养体，服气炼形，则万神自守其真。不然者，则荣卫枯悴，万神目逝，非思念所留者也。《神仙传》

注

①淑姿：优美的体态，美好的姿容。

②车服：车舆礼服。

③威仪：庄重的仪容举止。

④八音：此泛指音乐。

⑤下才：亦作"下材"，才能低劣的人。

⑥事宜：事情的道理。

⑦流遁：耽乐放纵。

⑧上士：道德高尚的人。

⑨中士：中等德行的人。

⑩节宣：指或裁制或布散以调适之，使气不散漫，不壅闭。

⑪汲汲：心情急切的样子。

⑫交接：此处指性交、交配。

⑬服气：吐纳。道家养生延年之术。

⑭含影：即"含景"，指服食日光，古代养生术，为道家内丹功夫之一。

　　上元夫人谓汉武帝曰：汝好道乎？勤而不获，实有由也。汝胎性①暴、胎性淫、胎性奢、胎性酷、胎性贼。暴则使气奔而攻神，是故神扰而竭；淫则使精漏而魂疲，是故精竭而魂消；奢则使真杂而魄②秽，是故命逝而灵臭；酷则使丧仁而攻目，是故失仁而眼乱；贼则使心斗而口干，是故内战而外绝。此五事皆是截身之刀锯，刭③命之斧斤矣。虽复志好长生，不能遗滋五难，亦何为损性而自劳乎？去诸淫，养汝神，放诸奢，处至俭勤，斋戒，节饮食，绝五谷，去臭腥，鸣天鼓④，饮玉浆⑤，荡华池⑥，

叩金梁⑦，按而行之，当有冀耳。《汉武内传》

注

①胎性：本性。

②魄：古指依附于人的形体而存在的精气、精神。
　以别于可游离人体之外的魂。

③刳（kū）：从中间破开再挖空。此指伤害（生命）。

④天鼓：道家的一种法术。中央牙齿上下相扣。

⑤玉浆：此指唾液。

⑥华池：口的舌下部位。泛指口。

⑦金梁：此指牙齿。

　　夫道者，藏精于内，栖神于心，静漠①恬
淡，悦穆胸中，廓然②无形，寂然无声。《文子》

　　静漠恬淡，所以养生也；和愉③虚无，所
以据德也。外不乱内，即性得其宜；静不动
和，即德安其位。养生以经世，抱德以终年，
可谓能体道矣。同上

注

①静漠：恬静淡漠，寂静冷漠。

②廓然：空寂貌；孤独貌。

③和愉：犹和悦。和颜悦色，心情舒畅。

能尊生，虽富贵^①不以养伤身，虽贫贱^②不以利累形。同上

神养于气，气会于神，神气不散，是谓修真。《三茅真君诀》

喜怒损性，哀乐伤神。性损则害生，故养性以全气，保神以安身。气全体平，心安神逸，此全生^③之诀也。《元始太玄经》

注

①富贵：富裕而显贵。犹言有财有势。
②贫贱：贫苦微贱。
③全生：保全天性，顺其自然，也指保全天性之道。

晋道成，自号崇真子，其论长生、养性之旨曰：其要在于存三抱一^①。三者，精气神，其名曰三宝。抱元者，抱守元阳^②真气^③也。守一^④，神灵也。神在心，心有性，属阳，是为南方丙丁^⑤之火也。肾者，能生元阳为真气。其泄为精，是为北方壬癸之水。水为命，命系于阴也。此之谓性命焉。三一^⑥之道，在于存想，入下丹田，抱守元阳，三五年，自然神定气和。神既定，则释其四大，而

56

无执焉。坦然修颐，其真功满行毕，其道成矣。《集仙传》

注

①抱一：道家谓专精固守不失其道。一，指道。

②元阳：中医谓人体阳气的根本。

③真气：人体的元气，生命活动的原动力。由先天之气和后天之气结合而成。

④守一：道家修养之术，谓专一精思以通神。

⑤丙丁：古人用天干以纪日，丙丁日即丙日与丁日。

⑥三一：道家语。指由精、神、气三者混而为一之道。

　　元牝①既立，犹瓜有蒂，暗注母气，母呼即呼，母吸即吸，绵绵十月，气足形圆。心是气之主，气是形之根，形是气之宅，神是形之真。神用气养，气因神住，神行则气行，神住则气住，此经要妙之义也。《达摩胎息经》

　　药各有性，人参久犹有毒，药不可服也。人之身自有真药，但患不能调摄耳。《集仙传》

　　阳精魂立，阴精魄成，两精相传，而成神明。神以形用，形以神生，神去则形毙。神可全，形可延，神以道全，形以术延耳。同上

57

读经典学养生

养生类纂

YANG
SHENG
LEI
ZUAN

卷上

养生部

注

①元牝：即"玄牝"，指口鼻。

　　骨肉以精血为根，灵识以元气为本，神
气^①乃性命之本也。神为气之子，气为神之母，
子母不可以斯须^②离也。元气湛然，止于丹田^③，
则变化成矣。神能御气，气能留形。出息微微，
入息绵绵，深根固蒂，长生久视之道也。故曰
天门^④长开，地户^⑤密闭，呼至于根，吸彻于蒂。
子谓之神，丹谓之气，如鸡抱^⑥卵，如鱼生水，
法就圣胎^⑦，自然蝉蜕^⑧。同上

注

①神气：指道家所谓存养于人体内的精纯元气。
②斯须：须臾，片刻。
③丹田：人体部位名。道教称人体有三丹田：在两
　　眉间者为上丹田，在心下者为中丹田，在脐下者
　　为下丹田。
④天门：指鼻、口或天庭。
⑤地户：道教指称人的鼻子。
⑥抱：禽鸟孵卵。
⑦圣胎：道教金丹的别名。内丹家以母体结胎比喻

凝聚精、气、神三者所炼成之丹，故名。

⑧蝉蜕：比喻脱胎换骨。多指修道成真或羽化仙去。

炼精者，炼元精①，非淫所感之精。炼气者，炼元气②，非口鼻呼吸之气。炼神者，炼元神③，非心意念虑之神。故此神、气、精者，与天地同其根，与万物同其体，得之则生，失之则死。以阳火炼之，则化成阳气。以阴符养之，则化成阴精。故曰：见之不可用，用之不可见。《君仙珠玉》

注

①元精：先天之精。

②元气：中国哲学术语。构成万物的原始物质。

③元神：道家修炼用语，概念类似灵魂及内丹术。修道人经修炼的元神可离肉身外出游走天地之间。

发宜多梳，齿宜多叩，液宜常咽，气宜精炼，手宜在面，此五者所谓子欲不死，修昆仑①耳。《黄庭内景》

养耳力者常饱，养目力者常瞑，养臂指者常屈伸，养股趾者常步履。《褚氏遗书》

注

①昆仑：此指人的头面部。

读经典 学养生

YANG
SHENG
LEI
ZUAN

卷上

养生部

一人之身，一国之象，胸臆之设，犹宫室也。支体之位犹郊境也，骨节之分犹百川也，腠理之间犹四衢也①，神犹君也，血犹臣也，气犹民也，故志人②能理其身，亦犹明君能治其国。夫爱其民，所以安其国，爱其气，所以全其身。民弊即国亡，气衰即身谢。是以志人上士③，当施医于未病之间，不追修④于既败之后。故知国难保而易丧，气难清而易浊，审机权可以安社稷，制嗜欲可以保性命。若能摄生者当先除六害，然后可以延驻⑤。何名六害？一曰薄名利，二曰禁声色，三曰廉货财，四曰损滋味，五曰屏虚妄，六曰除嫉妒。六者若存，则养生之道徒设耳，盖未见其有益也。虽心希妙理，口念真经⑥，咀嚼英华⑦，

呼吸⑧景象，不能补其促矣。诚者所以保和全
真，当少思、少念、少笑、少言、少喜、少怒、
少乐、少愁、少恶、少好、少事、少机。夫多
思则神散，多念则心劳，多笑则脏腑上翻，多
言则气海⑨虚脱，多喜则膀胱纳客风，多怒则
腠理奔浮血，多乐则心神邪荡，多愁则头面焦
枯，多好则智气溃溢，多恶则精爽⑩奔腾，多
事则筋脉干急，多机则智虑沉迷。兹乃伐人之
生，甚于斤斧；蚀人之性，猛于豺狼。无久行，
无久坐，无久立，无久卧，无久视，无久听。
不饥强食则脾劳，不渴强饮则胃胀。体欲少
劳，食欲常少，劳则勿过，少勿令虚。冬则朝
勿虚，夏则夜勿饱，早起不在鸡鸣前，晚起不
过日出后。心内澄则真人⑪守其位，气内定则
邪物去其身。行欺诈则神悲，行争竞则神沮，
轻侮于人当减算，杀害于物必伤年。行一善则
魂神欢，构一恶则魄神喜，魂神欲人生，魄神
欲人死。常欲宽泰自居，恬淡自守⑫，则神形
安静，灾病不生。仙录必书其名，死籍必消其
咎，养生之理尽在此矣。至于炼琼丹而补脑，
化金液⑬以留神，此上真⑭之妙道，非食谷啖

血越分而修之。万人之中，得者殊少，深可诫焉。

出《老子养生要诀》

注

①腠理：中医指皮下肌肉之间的空隙和皮肤、肌肉
的纹理。为渗泄及气血流通灌注之处。四衢：四
通八达的大路。

②志人：指守志隐逸之士。

③上士：道德高尚的人。

④追修：谓仿照原样加以修治。

⑤延驻：道教所谓长生不老。延，延年。驻，保
持青春。

⑥真经：道教的经书。

⑦英华：花木之美者。

⑧呼吸：道家导引吐纳的养生术。

⑨气海：人体部位名，宗气所聚处。膻中为上气海，
丹田为下气海。

⑩精爽：精神。

⑪真人：道家称存养本性或修真得道的人。亦泛指
成仙之人。

⑫自守：自坚其操守。

⑬金液：古代方士炼的一种丹液。谓服之可以成仙。

⑭上真：真仙。道家传说中有"九仙"。

养生有五难：名利不灭此一难也，喜怒不除此二难也，声色不去此三难也，滋味不绝此四难也，神虑精散此五难也。五者必存，虽心希难老，口诵至言，咀嚼英华，呼吸太阳[1]，不能不夭其年也。五者无于胸中，则信顺日深，玄德[2]日全，不祈喜而自福，不求寿而自延，此养生大理所归也。《嵇康养生论》

注

①太阳：此指旺盛的阳气。
②玄德：指自然无为的德性。

圣人一度循轨，不变其宜，不易其常，放准修绳，曲因其当。夫喜怒者，道之邪也；忧悲者，德之失也；好憎者，心之过也；嗜欲者，性之累也。人大怒伤阴，大喜坠阳，薄气发喑[1]，惊怖为狂。忧悲多患，痛乃成积，好憎繁多，祸乃相随。故心不忧乐，德之至也；通而不变，静之至也；嗜欲不载，虚之至也；无所爱憎，平之至也；不与物散，粹之至也。能此五者，则通于神明，通于神明者，得其内者也。《淮南子》

读经典 学养生

养生类纂

YANG
SHENG
LEI
ZUAN

卷上

养生部

①嗒：缄默，不说话。

　　夫孔窍者，精神之户牖也；而气志①者，五脏之使佐也。耳目淫于声色之乐，则五脏摇动而不定也。五脏摇动而不定，则血气滔荡而不休。血气滔荡而不休，则精神驰骋于外而不守矣。精神驰骋于外而不守，则祸福②之至虽如丘山，无由识之矣。使耳目精明玄达而无诱慕，气志虚静恬愉而省嗜欲，五脏定宁充盈而不泄，精神内守形骸而不外越，则望于往世之前，而视于来事③之后，犹未足为也，岂有祸福之间哉！故曰：其出弥远，其知弥少，以言夫精神之不可使外淫也。故五色乱目，使目不明；五声哗耳，使耳不聪；五味乱口，使口爽伤；趣舍④滑⑤心，使行飞扬⑥，此四者天下之所养性也，然皆人累也。故曰：嗜欲者，使人之气越，而好憎者，使人之心劳，弗疾去则志气日耗。夫人之所以不能终其寿命，而中道夭于刑戮者，何也？以其生生⑦之厚，夫惟能

无以生为⑧者，则所以修得生也。同上

读经典学养生
养生类纂
YANG
SHENG
LEI
ZUAN
卷上
养生部

注

①气志：疑作"血气"。

②祸福：偏义副词，偏指"祸"。

③来事：疑作"来世"。

④趣舍：取舍。亦引申为好恶。

⑤滑：乱。

⑥飞扬：放纵。

⑦生生：养生；生活。

⑧生为：即"为生"，追求长生。

　　夫悲乐者，德之邪也；而喜怒者，道之过也；好憎者，心之暴也。故曰：其生也天行，其死也物化，静则与阴俱闭，动则与阳俱开，精神澹然①无极，不与物散而天下自服。故心者形之主也，而神者心之宝也，形劳而不依则蹶，精用而不已则竭。是故圣人贵而尊之，不敢越也。同上

注

①澹然：宁静状。安定貌，安静貌。

君子行正气，小人行邪气。内便于性，外合于义，修理而动，不系于物者，正气也。重于滋味，淫于声色，发于喜怒，不顾后患者，邪气也。邪与正相伤，欲与性相害，不可两立，一植一废，故圣人损欲而从事于性。同上

凡治身养性，节寝处①，适饮食，和喜怒，便动静。使在己者得而邪气因而不生，岂若忧瘕疵②之与痤疽之发，而预备之哉？同上

注

①寝处：犹坐卧，息止。
②瘕疵：腹中结块的病，又作"疵瘕"。

凡夫之徒，不知益之为益，乃又不知损之为损也。夫损易知而速焉，益难知而迟焉，而尚不寤其易，亦安能识其难哉？夫损之者，如灯火之消脂，莫之见也，而忽尽矣。益者，如禾苗之播殖，莫之觉也，而忽茂矣。故治身养性，务谨其细，不可以小益为不平而不修，不可以小损为无伤而不防。凡聚小所以就大，损一所以致亿也。若能爱于微，成之于著者，

则当乎知道矣。《抱朴子》

养生以不伤为本，此要言也。且才所不逮
而困思之伤也，力所不胜而强举之伤也，悲哀
憔悴伤也，喜乐过差伤也，汲汲^①所欲伤也，
戚戚^②所患伤也，久谈言笑伤也，寝息失时
伤也，挽弓引弩伤也，沉醉呕吐伤也，饱食
即卧伤也，跳走喘之伤也，欢呼哭泣伤也，
阴阳不交伤也，积伤至尽则早亡，早亡非道
也。是以养性之方，唾不及远，行不疾步，耳
不极听，目不极视，坐不至久，卧不及疲，先
寒而衣，先热而解。不欲极饥而食，食不可过
饱；不欲极渴而饮，饮不可过多。凡食多则结
积聚^③，饮过则成痰癖^④也。不欲甚劳甚逸，不
欲起晚，不浴汗流，不欲多睡，不欲奔车走马，
不欲极目远望，不欲多啖生冷，不欲饮酒当风，
不欲数数沐浴，不欲广志远愿，不欲规造异巧。
冬不欲极温，夏不欲穷凉。不欲露卧星下，不
欲眠中见肩，大寒、大热、大风、大雾皆不欲
冒之。五味入口，不欲偏多，故酸多伤脾，苦
多伤肺，辛多伤肝，咸多伤心，甘多伤肾，此
五行自然之理也。凡言伤者，亦不便觉也，谓

久则损寿耳。同上

注

①汲汲：急切追求。

②戚戚：悲伤的样子。

③积聚：中医指腹内结块的病症。

④痰癖：中医病症名。指水饮久停化痰，流移胁肋之间，以致有时胁痛的病症。

　　古之知道者，筑垒以防邪，疏源以毓真。深居静处，不为物撄，动息出入，而与神气俱，魂魄守戒，谨室其允，专一不分，真气乃存。上下灌注，气乃流通，如水之流，如日月之行而不休。阴营其脏，阳固其腑。流源沮沮，满而不溢，冲而不盈，夫长之谓久生。《日华子》

　　里语有之：人在世间，日失一日，如牵牛羊以诣屠所，每进一步而去死转近。此譬虽丑，而实理也。达人所以不愁死者，非不欲求，亦固不知所以免死之术，而空自煎愁，无益于事。故云：乐天知命，故不忧耳，非不欲久生也。且夫深入九泉之下，长夜罔极，始为蝼蚁之粮，终与尘壤合体，令恒然①心热，

不觉咄嗟②。若心有求生之志，何可不审置不急之事，以修玄妙③之业哉？《抱朴子》

养生
类
纂

读经典学养生

YANG
SHENG
LEI
ZUAN

卷上

养生部

注

①怛（dá）然：惊惧的样子。

②咄嗟：叹息。

③玄妙：道家所称的"道"深奥难识，万物皆出于此。

世人不察，惟五谷是嗜，声色是耽。目惑玄黄①，耳务淫哇②，滋味煎其腑脏，醴醪煮其肠胃，香芬腐其骨髓，喜怒悖其正气，思虑消其精神，哀乐殃其平粹③。夫以蕞尔④之躯，攻之者非一途，易竭之身，而外内受敌，身非木石，其能久乎？《嵇康养生论》

注

①玄黄：玄为天色，黄为地色。此泛指颜色。

②淫哇：淫邪之声（多指乐曲诗歌）。

③平粹：平和纯粹。多用以指人的精神品格。

④蕞（zuì）尔：形容小的样子。

读经典 学养生

养生类纂

YANG
SHENG
LEI
ZUAN

卷上

养生部

身之有欲，如树之有蝎，树抱蝎则还自凿，人抱欲而反自害。故蝎盛则木折，欲炽而身亡，将收情欲，先敛五关。五关[1]者，情欲之路，嗜欲之府也。目爱彩色，命曰伐性之斤；耳乐淫声，命曰攻心之鼓；口贪滋味，命曰腐肠之药；鼻悦芳馨，命曰熏喉之烟；身安舆驷[2]，命曰召蹶之机。此五者所以养生，亦以伤生。耳目之于声色，鼻口之于芳味，肌体之于安适，其情也然。亦以之死，亦以之生，或为贤智，或为痴愚，由于处之异也。

《刘子》

注

①五关：据下文，指耳、目、口、鼻、身。

②驷：古代同驾一辆车的四匹马；或套着四匹马的车。

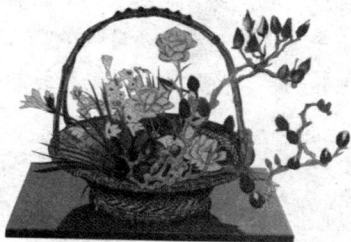

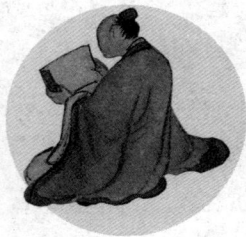

天

勿指天地，以证鄙怀①。《太上感应篇》

勿怨天。同上

注

①以证鄙怀：证明自己卑鄙的内心是清白的。

读经典 学养生

养生类纂

YANG
SHENG
LEI
ZUAN

卷上

天文部

日 月

勿怒目视日月，令人失明。《千金要方》

久视日月，令人损目。《琐碎录》

勿辄指三光^①，久视日月。《感应篇》

日月当前莫作溺。《袁天罡阴阳禁忌历》

凡行、坐、立，勿背日，吉。《千金要方》

对三光濡溺，则折人年寿。《西山记》

对月贪欢成疾。《华佗中藏经》

凡小儿勿令指月，两耳后生疮欲断，名月食疮，掏虾蟆^②末敷即差^③。《云笈七签》

注

①三光：日、月、星，有时指日、月、五星，或指房、心、尾三星宿。

②虾蟆：亦作"蝦蟆"，胡桃仁的别称。明叶子奇《草木子·杂俎》："瓜瓠子曰犀胡，桃人曰蝦蟆。"

③差：同"瘥"，痊愈。

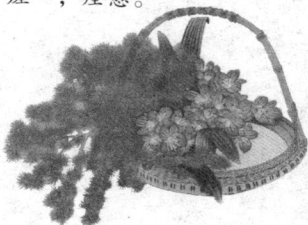

风雨

大风大雨不可出入。《琐碎录》

当风取凉，冒雨而行，成疾。《华佗中藏经》

凡在家，凡外行，卒逢大飘风①暴雨，皆是诸龙鬼神行动经过所致。宜入室闭户，烧香静坐，安心以避之，待过后乃出，不尔损人。或当时虽未若，于后不佳矣。《千金要方》

勿诃风骂雨。《感应篇》

梅雨②水洗疮疥灭瘢，入酱令易热，沾衣便腐，以梅叶汤洗之则脱。《本草》

注

① 飘风：旋风，暴风。

② 梅雨：指初夏产生在江淮流域持续较长的阴雨天气。因时值梅子黄熟，故亦称黄梅天。此季节空气长期潮湿，器物易霉，故又称"霉雨"。

虹霓

勿指虹霓①。《感应篇》

蝀蝀②在东，莫之敢指。《毛诗》

①虹霓：亦作"虹蜺"，即蝃蝀。为雨后或日出、
日没之际天空中所现的七色圆弧。

②蝃蝀（dì dōng）：虹的别名。为雨后或日出、日
没之际天空中所现的七色圆弧。

雾

王尔、张衡、马均者，昔俱冒雾行，一人
无恙①，一人病，一人死。无恙者饮酒，病者
食，死者空腹。《博物志》

且行大雾中，宜饮酒，酒势辟恶也。
《本草》

阴雾中不可远行。《千金要方》

凡重雾三日，必大雨，雨未降，雾不可冒
行②。《帝王世纪》

①恙：疾病。

②冒行：冒然前行。

露

柏叶①上露主明目。《本草》

百花上露令人好颜色。同上

百草头秋②露水，愈百疾，令人身轻不饥，肌肉悦泽。同上

繁露水是秋露繁浓时也，作盘以收之，煎令稠，可食之延年不饥。同上

凌霄花上露水损人目。《酉阳杂俎》

注

①柏叶：侧柏叶又名扁柏、黄心柏，为常绿乔木，其嫩枝、叶及果皆可入药，其味苦、涩，性微寒，入肺、肝、大肠经，有凉血止血、乌须发、止咳喘的功效。

②头秋：秋收前的一段时间。

雪

大雪中跣足，不可便以热汤①洗或饮热酒，足指随堕②。《琐碎录》

注

①热汤：指热水。

②堕：掉落下来。

雷

雷鸣勿仰卧。《琐碎录》

卒①逢震雷，宜入室闭户烧香静坐，安心②以避之。《千金要方》

注

①卒：突然。

②安心：安定心情。

热寒

凡人触寒来，勿面临火上，成痼、起风眩头痛。《云笈七签》

勿大温消骨髓，勿大寒伤肌肉。同上

寒暖失节伤人。同上

勿触冷①开口。《千金要方》

触寒来者，寒未解，食热食成刺风。同上

先寒而衣，先热而解。《抱朴子》

大寒大热不可出入^②。《琐碎录》

伏热者，不可饮水；冲寒者，不可饮汤^③。

同上

渎^④寒而寝成疾。《华佗中藏经》

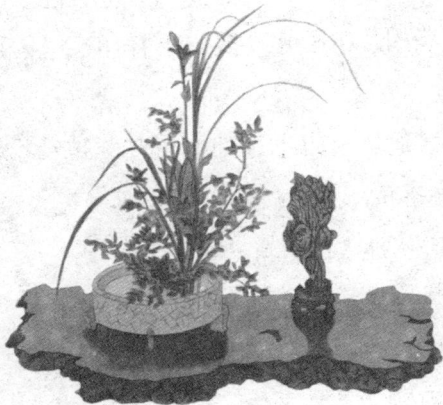

注

①触冷：冒着冷气。

②出入：此为偏义词，偏指"出"。

③汤：沸水，热水。

④渎：触冒。

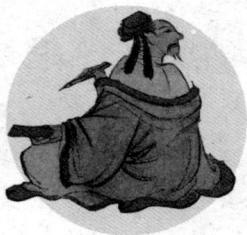

地理部

卷上

地

等闲①刀画地，多招不祥事。《玄宗皇帝杂忌》

掘地二尺以下，即有土气，慎②之为佳。《千金要方》

卧伏地大凶。同上

注

①等闲：平常无端。

②慎：谨慎。

山

行山中，见小人乘车马，长七八寸者，肉芝也。捉取服之，即仙矣。《抱朴子》

入名山必斋五十日，牵白犬，抱白鸡，以白盐一升，山神大喜，芝草、异药、宝玉为出禾。未到山百步，呼曰林兵，此山之主者名，知之却百邪。《地镜》

入山，山精老魅[1]，多来试之，或作人形，当悬明镜九寸于背后，以辟众恶。又百鬼老物，虽能变形，而不能使镜中形影变也。其形在镜中，则消亡退步，不敢为害也。《云笈七签》

诸山有孔云，入采宝者，惟三月、九月，余月山闭，气交死也。《千金要方》

入山之日，未至山百步，先却行百步，反是乃登山，山精不犯人，众邪伏走，百毒藏匿。《神仙传》

如入山林，默念"仪方[2]"，不见蛇狼；念"仪康[3]"，不见虎。《琐碎录》

入深山，将后裙折三指插于腰，蛇虫不敢近也。同上

79

注

①山精老魅：传说山林中害人的怪物。

②仪方：古时端午节倒贴于柱上以避蛇虫的字样。

③仪康：仪狄、杜康的并称。古代传说中，二人以
善酿著名。

江河

渡江河者，朱书"禹"字佩之，免风涛，
保安吉。《琐碎录》

渡江不恐惧法，旋取净笔，研墨写"土"
字，或以手画之亦可。同上

水

凡遇山水坞中出泉者，不可久居，当食作
瘿①病。《千金要方》

深阴地冷水不可饮，必作痎疟。同上

凡山水有沙虱②处，勿在中浴，害人。欲
渡者，随驴马后急渡，不伤人。同上

凡水有水弩③处，射人影即死。欲渡水者，以物打水，其水弩即散，急渡④不伤人。同上

远行触热，途中逢河，勿洗面，生乌酐⑤。同上

注

①瘿：囊状肿瘤。多生于颈部，包括甲状腺肿大等。

②沙虱：一种细小而极毒的虱子。

③水弩：蜮的俗称。传说中的一种水中毒虫，以其在水中含沙射人，故名。

④急渡：急速的渡过。

⑤乌酐（gǎn）：皮肤黧黑枯槁。

深山大泽中，不可渡，恐寒气逼人真气。《西山记》

陂①湖水，误饮小鱼入腹，即成鱼瘕②病。《巢氏病源》

注

①陂（bēi）：饮用。

②瘕：腹中结块的病。

81

养生类纂
读经典 学养生

YANG
SHENG
LEI
ZUAN

卷上

地理部

井水沸，不可食之，害人。《本草》

屋漏水误食，必成恶疾。同上

冢井①水有毒，人中之者，立死。欲入冢井者，当先试之法：以鸡毛投井中，毛直而下者，无毒。毛回旋而舞，似不下者，有毒。以热醋数斗，投井穴中，则可入矣。同上

注

①冢井：指古代富贵者之墓。冢，坟墓。井，指古代王侯的墓穴。

甑①气水主长毛发，以物于炊饭时承取沐头，令发长密黑润，不能多得，朝朝梳小儿头，渐觉有益好。同上

取日月不照自然水一升，与鲂鱼目三七对，同和涂面，见鬼可指物无隐矣。《墨子秘录》

以磨刀水洗手面，生癣，名刀癣。《巢氏病源》

狗舐②之水，用洗手面，生癣白点，微痒是也。同上

盆盛水饮牛，用其余水洗手面，生癣，名牛癣。同上

凡新汲①水，必有尘垢，先净洗一青石，置瓮中，然后下水尘垢，皆聚于石上②，水不复浊。三两日一洗瓮石，依前安石。若江水、井水已浊，便要吃时，研杏仁少许浇瓮中，以杖搅十数匝，移时水自清。《林泉备用》

注

①汲：打的水。

②聚于石上：青石可以吸下水中的尘垢。

冰

冰大寒，暑夏盛热，食此与气候相反，恐入腹冷热相激，却致诸疾也。《本草》

凡夏用冰，正①可隐快。饮食令气冷，不可打碎食之，虽复当时暂快，久皆成疾。《食谱》

83

养生类纂

读经典　学养生

YĀNG
SHENG
LEI
ZUAN

卷上

地理部

注

①正：疑为"止"之误。止，即只。

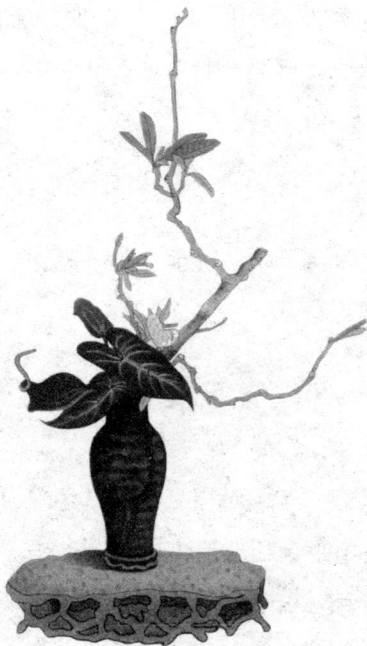

人事部 _{卷上}

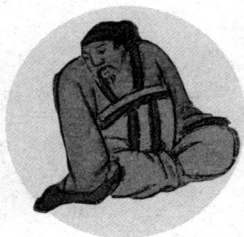

养生类纂
读经典学养生

YANG
SHENG
LEI
ZUAN

卷上

人事部

身体

五脏神喜香斋，则气清神悦，百病不生。
《琐碎录》

勿令发覆①面，不祥。《千金要方》

勿举足向火。同上

误食耳垢，令人病耳聋，置之怀袖间，治
忘。《琐碎录》

极热扇手心②，五体③俱凉。同上

注

①覆：覆盖。

②扇手心：《济世忍术编》曰："手心通心窍，大热时，以扇急扇手心，能使遍体俱凉。"

③五体：指四肢及头。此指全身。

若要安，三里不要干①。患风疾②人，宜灸三里者，五脏六腑也，沟渠也，常欲宣通，即无风疾。同上

注

①三里：穴位足三里。不要干：灸疮未愈之前称为不干。这里是说明反复在足三里穴上进行化脓灸，可以起到预防保健的作用。

②风疾：指风痹、半身不遂等症。

凡五色皆损目，惟皂糊屏风①，可养目力。同上

肝恶风，心恶热，肺恶寒，脾恶湿，肾恶渗。同上

乱头发不可顿壁②缝，房内招祟。《琐碎录》

头发，不可在鱼鲊中，杀人。同上

老翁须一大把，酒、水各一碗，煎服之，治瘰疬。同上

眼不点不昏，耳不斡③不聋。同上

①屏风：古时建筑物内部挡风用的一种家具，所谓"屏其风也"。

②壁：墙壁。

③斡（wò）：转，旋。

头边放火炉，久而发脑痈疮疖①。同上

张苍，常服人乳，故年百岁余，肥白如瓠②。《本草》

收自己乱头发洗净，干。每一两入椒五十粒，泥固封入炉，大火一煅如黑糟，细研。酒服一钱匕，上髭、发长黑。同上

刘君安烧自己发，合头垢等分，合服如大豆许三丸，名曰还精③，令头不白。《服气积义》

注

①疮疖：是皮肤毛囊或皮脂腺的急性化脓性炎症。

②瓝：一年生草本植物，茎蔓生，夏天开白花，果
实长圆形，嫩时可食。

③还精：道家保持元气的修炼之术。晋葛洪《抱朴
子·对俗》：“仙经曰：‘服丹守一，与天相毕，
还精胎息，延寿无极。’”

　　取七岁男齿、女发，与自己颈垢合烧，服
之一岁则不知老，常为之，使老有少容也。《刘
根别传》

　　有饮油五斤以来，方始快意，长得吃得安，
不尔则病。此是发入胃，被气血裹了化为虫。
治用雄黄半两为末，水调服，虫自出。如虫出
活者，置于油中，逡巡间自耗。《夏子益治奇
疾方》

　　去鼻中毛，神道往来，则为庐宅，昼夜绵
绵，无休息也。《黄庭经注》

　　误食头发，成发瘕病。《巢氏病源》

　　爪，筋之穷①，不数截，筋不替。《云笈
七签》

注

①穷：极也（《说文》），终端，末端。

读经典学养生 养生类纂

YANG
SHENG
LEI
ZUAN

卷上

人事部

凡梳头发及爪，皆理之，勿投水火，正尔抛掷。一则敬父母之遗体①，二则有鸟曰鹄鹎，夜入人家，取其爪发，则伤魂。同上

甲寅日可割②指甲，午日可割脚甲。此三尸游处③，故以割除，以制尸魄也。同上

注

①遗体：旧谓子女的身体为父母所生，因称子女的身体为父母的"遗体"。《礼记·祭义》："身也者，父母之遗体也。"

②割：剪指甲。

③三尸：道家称在人体内作祟的神有三，叫"三尸"或者"三尸神"。游处：出游和家居。此偏指家居。

涕唾

不可对北涕唾。《感应篇》

饮玉泉者，令人延年，除百病。玉泉者，口中唾也。鸡鸣、平旦、日中、晡时、黄昏、夜半①，一日一夕，凡七漱玉泉饮之，每饮辄满口，咽之延年。《云笈七签》

注

①古时分一昼夜为十二时，夜半、鸡鸣、平旦、日
出、食时、隅中、日中、日映、晡时、日入、黄昏、
人定等名目，为纪时名称。具体来讲，鸡鸣相当
于 1～3 点，平旦相当于 3～5 点，日中相当于
11～13 点，晡时相当于 15～17 点，黄昏相当于
19～21 点，夜半相当于 23～1 点。

　　　勿向西北唾，犯魁罡神，凶。《千金要方》
　　　咳唾，唾不用远。或肺病，令人手足重，
及背痛咳嗽。同上
　　　远唾不如近唾，近唾不如不唾。《琐碎录》
　　　远唾损气，多唾损神。同上
　　　勿咳唾，失肌汁①。《云笈七签》
　　　多唾②令人心烦。同上

注

①肌汁：肌体的津液。
②多唾：频繁吐唾液。

　　　俗人但知贪于五味，不知有元气可饮，圣

读经典学养生

养生类纂

YANG
SHENG
LEI
ZUAN

卷上

人事部

人知五味之毒焉，故不贪；知元气可服，故闭口不言，精气息应也。唾不咽，则气海①不润，气海不润，则津液乏。是以服元气，饮醴泉，乃延年之本也。同上

若能竟日不唾涕者，亦可含一枣，咽津液也。《王母内传》

亥子②日不可唾，亡精失气，减损年命。《神仙传》

注

①气海：人体部位名，宗气所聚处。膻中为上气海，丹田为下气海。《云笈七签》卷五九："气海，即元气之根本也。"

②亥子：西日本地区有庆祝亥日的习俗。于春之亥日来到田间的田神，秋之亥日要离开农田返回山间。

汗

大汗，急敷粉着①。汗湿衣令人得疮，大小便不利。《养生要集》

饮食饱甚，汗出于胃。饱甚胃满，故汗出于胃也。惊而夺精，汗出于心。惊夺心，精、神、气浮越，阳内薄之，故汗出于心也。持重远行，汗出于肾。骨劳气越，肾复过疲，故持重远行，汗出于肾也。疾走恐惧，汗出于肝。暴役于筋，肝气罢极，故疾走恐惧，汗出于肝也。摇体劳苦，汗出于脾。摇体劳苦，谓动作施力，非疾走远行也，然动作用力，则谷精四布，脾化水谷，故汗出于脾也。《黄帝素问》

注

①着：着在上面。

劳伤，汗出成疾。《华佗中藏经》

汗出毛孔开，勿令人扇凉，亦为外风所中。《四时养生论》

人汗入诸肉，食之作下疮。《本草》

多汗损血。《琐碎录》

背汗倚壁，成遁注病①。《巢氏病源》谓：劳气遁注经络，四肢沉腹内痛也。大汗，勿偏脱衣，喜偏风，半身不遂。同上

①遁注病：即遁注候。《注病诸侯》曰："注言住
也，言其病连滞停住，死又注易傍人也。由
人体虚，受邪毒之气，停遁经络脏腑之间，发则
四肢沉重，而腹内刺痛，发作无时，病亦无定，
以其停遁不瘥，故谓之'遁注'。"

嚏

　　向日取嚏法：欲得延年，洗面精神，至日
更洗漱也。日出三丈，正面向日，口吐死气，
服日①后便为之，死气四时吐之也。鼻嗡日精，
须鼻得嚏便止，是为气通。若不得嚏，以软物
通导之，使必得嚏也。以补精复胎，长生之
方也。向日正心，欲得使心正，常以日出三丈，
取嚏讫仍为之，错手著两肩上，左手在上，以
日当心，开衣出心，令正当之，常能行之佳。
《云笈七签》

　　食后，以小纸捻，打喷嚏数次，气通则目
自明，痰自化。《琐碎录》

读经典 学养生

养生类纂

YANG
SHENG
LEI
ZUAN

卷上

人事部

注

①服日：道教修养法之一。存日象于心中，光照心内，后渐上升，出喉咙至齿间，再回还胃中，习之者以为可除疾、消灾、延年。

便溺

不可对北溺。《感应篇》

忍尿不便，膝冷成痹①。《千金要方》

忍大便不出，成气痔。同上

小便勿努，令两足及膝冷。同上

丈夫饥，欲坐小便。若饱，则立小便，慎之无病。同上

大便，不用呼气及强努，令人腰疼、目涩，宜任之佳。同上

夜间小便时，仰面开眼，至老眼不昏。《琐碎录》

忍小便成淋②疾。同上

久忍小便，成冷痹③。《云笈七签》

注

①痹：中医指风、寒、湿侵袭肌体导致肢节疼痛、麻木、屈伸不利的病症。

②淋：病名。患者尿道发炎，小便杂有脓血。

③冷痹：病症名。伤于湿寒之气，症见脚膝疼痛、行履艰难等。

凡人求道，勿犯五逆①，有犯者凶。大小便向南一逆，向北二逆，向日三逆，向月四逆，仰视天及星辰五逆。同上

注

①五逆：所谓五逆罪，是指杀父、杀母、杀阿罗汉、破和合僧、出佛身血。

行

行不得语，令人失气①。《千金要方》

凡欲行来，常存魁罡在头上，所向皆吉。同上

①失气：丧失精气。可表现为上气不接下气。

夜行用手掠脑后发，长精神①，鬼魅不敢近。《琐碎录》

夜行损筋。同上

夜行常琢齿②，琢齿亦无正限数也。然鬼邪畏琢齿声，是故不得犯人。《真诰》

行不多言，恐神散而损气。《西山记》

夜行及冥卧心中恐者，存日月还入于明堂③中，须臾④百邪自灭，山居恒尔，此为佳。同上

夜归，左手或右手以中指书手心，作"我是鬼"三字，再握固，则不恐惧。《琐碎录》

久行伤筋，劳于肝也。《黄帝素问》

注

①长精神：振奋精神。

②琢齿：自我推拿的方法。即叩齿法。

③明堂：望诊部位。指鼻。

④须臾：衡量时间的词语，表示一段很短的时间，片刻之间。

立

久立伤骨[1]，劳于肾也。《黄帝素问》

久立则肾病。《华佗中藏经》

久立低湿成疾。同上

坐立莫于灯心后，使人无事被牵连。《袁天罡阴阳禁忌历》

注

①久立伤骨：中医认为，五脏之中，肾主骨，而久立则伤骨，故长时间站立会使肾疲劳而生病。

坐

久坐伤肉，劳于脾也[1]。《黄帝素问》

坐卧于冢墓之间，精神自散。《西山记》

勿趺床悬脚，成血痹，两足重，腰疼。《千金要方》

饱食终日，久坐损寿。同上

勿竖膝坐而交臂膝上，不祥。《云笈七签》

勿北向坐思惟，不祥起。同上

枯木大树之下不可息，防阴气触人阳神。

97

坐卧莫当风，频于暖处浴。《孙真人枕中歌》

暑日月晒处，虽冷石不可便坐，热则令人生疮，冷则成小肠气②。《琐碎录》

注

①久坐伤肉，劳于脾也：中医认为，五脏之中，脾主肉，而久坐伤肉，故长时间坐着会使脾虚劳而生病。

②小肠气：病名，疝之俗称。

早起

清旦常言好事，勿恶言。闻恶事，即向所来方三唾之，吉。又勿嗔怒①，勿叱咤咄呼，勿嗟叹②，勿唱奈何，名曰请祸。《千金要方》

凡鸡鸣时③叩齿三十六遍讫，抵唇漱口，舌撩上齿，咽之三过，杀虫补虚劳，令人强壮。《琐碎录》

早起先以左足下床，则一日平宁。同上

养生类纂

读经典 学养生

YANG
SHENG
LEI
ZUAN

卷上

人事部

注

①嗔怒：恼怒或愤怒的样子。

②嗟叹：嗟叹使心伤。

③鸡鸣：又名荒鸡，十二时辰的第二个时辰，以地支来称其名则为丑时，相当于凌晨 1 ~ 3 时。

　　早起以左右手摩肾，次摩脚心，则无脚气诸疾；或以热手摩面上，则令人悦色。以手背揉眼，则明目。煨①生姜②，早晨含少许，生胃气，辟山瘴邪气。同上

注

①煨：中药制法之一。将药材用湿润面粉包裹，在锅里炒热的滑石粉中加热至外皮焦黄为度；或层层隔纸加热，以除去部分油分。

②生姜：指姜属植物的块根茎。性温，其特有的"姜辣素"能刺激胃肠黏膜，使胃肠道充血，消化能力增强，能有效地治疗因吃寒凉食物过多而引起的腹胀、腹痛、腹泻、呕吐等。

　　每日下床先左脚，念"乾元亨利贞"，下右脚，念"日日保长生"，如此各念三遍，则终日吉。同上

读经典 学养生

养生类纂

YANG
SHENG
LEI
ZUAN

卷上

人事部

晨兴，以钟乳粉入白粥中，拌和食之，极益人。同上

早起东向坐，以两手相摩令热，以手摩额上至顶上，满二九止，名曰存泥丸。《太平御览》

清旦初起，以两手叉两耳，极上下之，二七止，令人不聋。次缩鼻闭气。右手从头上引左耳，二七止。次引两发鬓举之，令人血气流通，头不白。又摩手令热，以摩身体，从上至下，名干浴[1]，令人胜风寒，时气、寒热[2]、头疼，百病，皆除之。同上

凡人旦起常言善事，天与之福。《云笈七签》

注

[1] 干浴：又称干沐浴。即先用双手摩擦令热，然后熨擦肢体。有疏通经络、祛风散寒等作用
[2] 时气：时疫。寒热：中医指怕冷发热的症状。今泛指发烧。

夜起

夜起裸行，不祥。《云笈七签》

夜起坐，以手攀脚底，则无筋转①之疾。
《琐碎录》

注

①筋转：转筋，抽筋。

愁泣

勿久泣神悲蹙。《云笈七签》

大愁气不通。同上

多愁则心慑。《小有经》

学生之法，不可泣泪及多唾泄，此皆为损
液漏精，使喉脑大竭。是以真人①、道士，常
吐纳咽味，以和六液②。《真诰》

注

①真人：道家称存养本性或修真得道的人。亦泛指
　"成仙"之人。

②六液：泛指各种体液。中医有"五液"，指汗、

101

读经典 学养生

养生类纂

YANG
SHENG
LEI
ZUAN

卷上

人事部

涕、泪、涎、唾。

不可对灶哭。《感应篇》

哭者，亦趣死之音；哀者，乃朽骨①之大患，恐吾子未悟之，相为忧耳。同上

哭泣悲来，新哭讫②，不用即食，久成气病③。《巢氏病源》

不可泣哭，便喉涩大渴。同上

愤懑伤神通于舌，损心则謇吃④。同上

注

①朽骨：谓死者之骨。

②哭讫：哭完了。

③气病：病症名。指脏腑经络气机失调的病症。

④謇吃：口吃，言辞不顺利。

怒叫

勿朔旦号怒。《感应篇》

勿对北恶骂。同上

勿向灶骂詈①，不祥。《千金要方》

勿卒呼，惊魂魄，勿訾怒，神不乐。《云
笈七签》

多怒则百脉不定^②。《小有经》

注

①訾：骂，责骂。
②百脉不定：血脉不安稳。

喜笑

大乐气飞扬^①。《云笈七签》

多笑则伤脏^②，多乐则意溢，多喜则忘错
昏乱。《小有经》

恣乐^③伤魂魄，通于目，损于肝，则目暗。
《巢氏病源》

笑多则肾转腰痛。同上

注

①气飞扬：耗气，伤气。
②多笑则伤脏：喜伤心，心藏神功能过亢，可出现
喜笑不休。
③恣乐：恣意快乐。

读经典 学养生

养生类纂

YANG
SHENG
LEI
ZUAN

卷
上

人事
部

歌 舞

不可晦腊歌舞。《感应篇》

不可对灶吟咏。同上

凡欲眠，勿歌咏，不祥。《云笈七签》

慎勿上床卧歌，凶[1]。同上

注

[1] 凶：不吉祥，不吉利。

语 言

凡言语读诵，常想声在气海中[1]。《千金要方》

食上不得语，语而食者，常患胸背痛。同上

寝卧，不得多言、笑言，五脏如钟磬[2]，不悬则不可发声。同上

行不得语，若欲语，须住乃语，行语则令人失气也。同上

眠勿大语，损人气力。同上

多语则气争③。《云笈七签》

食不语，寝不言。《论语》

注

①气海中：气海即丹田。此为道家术语，道家视脐
　下腹部为丹田，故名。声音从气海发出。
②钟磬：钟和磬，古代礼乐器。声音浑厚。
③气争：气结。

思念

勿念内，志恍惚①。《云笈七签》

多思则神怠，多念则神散。《小有经》

不可北向思惟，不祥起。《云笈七签》

思虑伤心②，心伤则吐、衄血③，发则发焦。
《巢氏病源》

注

①恍惚：病症名。指神思不定、慌乱无主。由于七
　情内伤、外邪内干、发汗过多而损伤心气，以致
　精神不定。
②思虑伤心：脾主思，在志为意。思虑过度首先伤

105

脾，然而心能统领五志，因此伤心。

③衄血：鼻孔出血。

睡卧（枕附）

久卧伤气，劳于肺也。《黄帝素问》

不可当风卧，不可令人扇之，皆卧得病也。《千金要方》

凡人卧，春夏向东，秋冬向西，头勿北卧，及墙北亦勿安床。同上

凡欲眠，勿歌咏①，不祥。同上

上床坐，先脱左足，卧勿当舍脊下。卧讫，勿留灯烛，令魂魄及六神②不安，多愁怨。人头边勿安火炉，日久引火气，头重目赤，睛及鼻干。同上

夜卧，当耳勿有孔，吹人即耳聋。同上

冬夜勿覆其头，得长寿。同上

注

①歌咏：歌唱吟咏。

②六神：古以人之心、肺、肝、肾、脾、胆，各有其神主宰，称为六神。

凡人眠，勿以脚悬踏高处，久成肾水^①，损房，足冷。同上

不得昼眠，令人失气。同上

卧勿大语，损人气力。同上

暮卧，常习闭口，口开即失气，且邪恶从口入，久成消渴^②及失血色。同上

屈膝侧卧，益人气力，胜正偃卧。按孔子不尸卧^③，故曰：睡不厌蹙，觉不厌舒。同上

注

①肾水：中医病名。汉张仲景《金匮要略·水气病》："肾水者，其腹大，脐肿，腰痛，不得溺，阴下湿如牛鼻上汗，其足逆冷，面反瘦。"

②消渴：中医学病名。口渴，善饥，尿多，消瘦。包括糖尿病、尿崩症等。

③尸卧：谓如尸体一般平躺。《论语·乡党》："寝不尸，居不容。"

凡人舒睡，则有鬼痛魔邪。同上

凡眠先卧心，后卧眼，一夜当作五度反覆，常逐更转。同上

勿湿头卧，使人头风^①、眩闷^②、发秃^③、面黑、齿痛、耳聋、头生白屑。同上

读养生经典学养生类纂

YANG
SHENG
LEI
ZUAN

卷上

人事部

凡睡觉，勿饮水更眠，令人作水癖④。《巢氏病源》

夜卧或侧或仰，一足伸屈不并，则无梦泄之患也。《琐碎录》

临卧，用黄柏皮⑤蜜炙，含少许，一生不患咽喉。同上

注

① 头风：经久难愈之头痛。《医林绳墨·头痛》："浅而近者，名曰头痛；深而远者，名曰头风。头痛卒然而至，易于解散也；头风作止不常，愈后触感复发也。"

② 眩闷：口眼歪斜。多由肝风引起的病症，常常引起胸闷、口眼歪斜。

③ 发秃：头发脱光，牙齿豁落。形容人已衰老。

④ 水癖：指因水气结聚而形成的癖病。

⑤ 黄柏皮：就是黄柏树的皮，有清热燥湿、泻火除蒸、解毒疗疮的功效。

雷鸣勿仰卧。同上

人睡着，不可将笔画面，其人神魂外游，回视不认尸，有至死者。同上

卧处，不可以首近火，必有目疾。亦不可当风，必患头风等疾。背受风则嗽①，胸无禁②。同上

多睡令人目盲。《云笈七签》

注

①嗽：咳嗽。
②胸无禁：胸部没有禁忌。

丈夫勿头北向卧，令人神不安，多愁忘①。同上

凡人卧，不用隐膊下②，令人六神不安。同上

凡卧，欲得数侧，语笑欲令至少，莫令声高。同上

慎勿上床卧歌，凶。同上

暮卧先读《黄庭内景》《玉经》一遍，乃卧，使人魂魄自然制炼。常行此法二十八年，亦成仙矣。《正一修真旨要》

饱食便卧，损寿③也。同上

注

①愁忘：健忘。

②隐脬下：压在胳脬下。

③损寿：损伤寿命。

人若睡，必须侧卧①蜷跼，阴魄全也。亦觉，即须展两脚及两手，令气通遍浑身，阳气布也。《云笈七签》

夜卧，自胫②以下，常须覆薄被。不如此则风毒潜入，血气不行，直至觉来，顽痹③、瘫缓④、软脚⑤、偏风⑥，因兹交至。《四时养生论》

注

①侧卧：睡觉时宜侧卧。

②胫：小腿，从膝盖到足跟的一段。

③顽痹：指皮肤、肌肉麻木，不知痛痒，或手足酸疼等症。

④瘫缓：即"摊缓"，又叫"摊缓风""瘫缓风"。指瘫痪轻症。

⑤软脚：两足痿软。

⑥偏风：病证名，偏枯的别称，半身不遂。

睡不张口，恐泄气①而损神。《西山记》

卧湿当风，则真气自弱。同上

夜卧，当耳勿得有孔，风入耳中，喜令口喎。《巢氏病源》

饱食仰卧，久成气疾，病头风。同上

人见十步直墙，勿顺墙而卧，风利吹人，必发癫痫及体重。同上

汗出不可露卧及浴，使人身振②、寒热、风疹。同上

注

①泄气：泄露元气。
②身振：身体颤抖。

麻黄末①五分，日中面向南杵之，水调方寸匕，日可三服，不睡。若要睡，用糯米粥、葵菜汤解之，依旧。此炼丹守炉之秘法也。《墨子秘录》

煮通草②茗饮之，不睡矣。同上

将麝香③一剂安于枕中，能除邪辟恶。《狐刚子粉茴》

决明子④置之枕中最明眼。《琐碎录》

不可用菊花⑤为枕，久之令人脑冷。同上

注

①麻黄末：麻黄研碎，有发汗散寒、宣肺平喘、利水消肿的功效。

②通草：中药名。有清热利尿、通气下乳的功效。

③麝香：鹿科动物麝的雄体香囊中的干燥分泌物，有开窍、辟秽、通络、散瘀的功效。

④决明子：中药名。是豆科植物决明或小决明的干燥成熟种子，以其有明目之功而名之。

⑤菊花：中药名。在植物分类学中是菊科、菊属的多年生宿根草本植物。有散风清热、平肝明目的功效。

神枕法：昔太山下有老翁者，失其名字。汉武东巡，见老翁锄于道，背上有白光，高数尺。帝怪而问之："有道术否？"老翁对曰："臣昔年八十五时，衰老垂死，头白齿落，有道士者，教臣服枣、饮水、绝谷，并作神枕法，中有三十二物。其三十二物中，二十四物善，以当二十四气；其八物毒，以应八风。臣行之，转少，白发返黑，堕齿复生，日行三百里。臣今年一百八十矣，不能弃世入山，顾念孙子，复还，食谷又已一十余年，犹得神枕之力，往不复老。"武帝视老翁类状，当如五十许，又验问其邻，皆云信然。帝乃从受其方作枕，而不能随其绝欲饮水也。方用五月五日、七月七日取山林柏以为枕，长一尺二寸，高四寸，空中容一斗二升，以柏心赤者为盖，厚二分，盖致之令密，又当使可开用也。又钻盖上为三行，行四十孔，凡一百二十孔，令容粟米大。其用药芎䓖、当归、白芷、辛夷、杜衡、白术、藁本、木兰、蜀椒、桂、干姜、防风、人参、桔梗、白薇、荆实、肉苁蓉、飞廉、柏实、薏苡子、款冬花、白衡、秦椒、麋芜，凡二十四物，以应二十四气，加毒者八物应八风：乌头、附子、藜芦、皂荚、菵草、礜石、半夏、细辛。上三十二物各一两，皆㕮咀，以毒药上安之满枕中，用布囊以衣枕，百日，面有光泽；一年，体中所疾及有风疾，一一皆愈瘥，而身尽香；四年，白发变黑，齿落更生，耳目聪明。神方验秘，不传非其人也。藁本是老芎䓖母也。武

养生类纂

读经典 学养生

YANG
SHENG
LEI
ZUAN

卷
上

人
事
部

帝以问东方朔，答曰：昔女廉以此方传玉青，玉青以传广成子，广成子以传黄帝。近者谷城道士淳于公枕此药枕耳，百余岁而头发不白。夫痛之来，皆从阳脉，今枕药枕，风邪不得侵入矣。又虽以布囊衣枕，犹当复以帏衾重包之，须欲卧枕时，乃脱去之耳。诏赐老瓮疋帛①，老翁不受，曰：陛下好善，故进之耳。帝止。《云笈七签》

益眼者，无如磁石②，以为盆枕③，可老而不昏，宁王宫中用之。《丰宁传》

注

①疋（pǐ）帛：泛指纺织品。

②磁石：为氧化物类矿物磁铁矿的矿石，主眩晕，目花，耳聋，耳鸣，惊悸，失眠，肾虚喘逆。

③以为盆枕：做成盆状的枕头。

梦

夜梦恶不须说，旦以水面东噀之，曰：恶梦着草木，好梦成宝玉。即无咎①矣。《千金要方》

说梦者凶②。《千金翼方》

善梦可说，恶梦默③之，则使人延命矣。《云笈七签》

夜停烛而寝招恶梦。《琐碎录》

枕麝香一具于颈间，辟水注之，永绝恶梦。《真诰》

①咎：过错。
②凶：不吉利，不宜。
③默：不说。

魇

人卧不悟①，皆是魂魄外游，为他邪所执录，欲还未得，致成魇也。忌火照，火照则神魂遂不复入，乃至于死。而人有于灯光前魇者，是本由明出，是以不忌火也。《巢氏病源》

人魇②勿燃明唤之，魇死不疑。暗唤惟好，得远唤，亦不得迫而急唤，亦喜失魂魄也。同上

养生类纂

读经典 学养生

YANG
SHENG
LEI
ZUAN

卷上

人事部

注

①不悟：不醒来。

②魇：俗称鬼压床，指在睡眠时做一种感到压抑而
呼吸困难的梦；或觉得有什么东西压在身上，不
能动弹。

夜卧，以鞋一覆一仰，亦无魇恶梦。《琐
碎录》

枕北而寝，多魇。同上

夜魇之人，急取梁尘吹鼻中，即醒。同上

取雄黄①一块，带之不魇。《墨子秘录》

人忽不寤②，勿以灯照之，杀人。但痛啮
拇指甲际而唾其面，则活。取韭捣汁，吹鼻
中，薤汁亦得，冬月用韭根③汁灌于口中。葛
洪《肘后方》

注

①雄黄：有燥湿、祛风、杀虫、解毒的功效。

②寤：寐觉而有言曰寤。

③韭根：为百合科植物韭的根及鳞茎，具有温中、
行气、散瘀的功效。

沐浴

沐浴未干而熟睡成疾。《华佗中藏经》

浴冷水则生肾痹①之疾。同上

新沐②发讫，勿当风，勿湿萦髻，勿湿头卧，使人头风眩闷，发秃面黑，齿痛耳聋，头生白屑。《千金要方》

注

①肾痹：五脏痹症之一，主要症状为骨萎弱不能行走，腰背弯曲或关节肿胀。

②沐：洗头发。

夜沐发不食即卧，令人心虚①，饶汗多梦。同上

热泔洗头，冷水濯之，作头风②。同上

饮水沐头，作头风。同上

冬浴，不必汗出霖。同上

注

①心虚：一般症状为心悸，心痛，怔忡，气短，健忘，易惊，心中闷闷不乐，睡卧不安，面色不华。

②头风：病证名。经久难愈之头痛。

时行病新汗方解，勿冷水洗浴，损心。同上

凡居家，不欲数沐浴①。若沐浴必须密室，不能大热，亦不得大寒，皆生百病。同上

沐浴后不得触风寒。同上

饥忌浴，饱忌沐。沐讫②，须进少许食饮乃出。同上

常以晦日③浴，朔日④沐，吉。同上

注

①沐：洗头发；浴：洗澡。

②讫：完结，终了。

③晦日：阴历每月的最后一天，即大月三十日、小月二十九日。正月晦日作为一年的第一晦日即"初晦"，受到古人的重视。

④朔日：中国古人把朔日这一天定为初一，即阴历每月第一天。

养生类纂　读经典学养生

YANG
SHENG
LEI
ZUAN

卷上

人事部

　　沐浴忌三伏[1]、二社[2]、四杀日，宜择申、西、亥、子日、大吉也。《琐碎录》

　　人能一生断沐，永无眼疾。同上

　　洗头不可冷水，成头风疾。同上

　　浴出不可和衫裙寝熟，恐成外肾疼，腰背拳曲。同上

　　有目疾，切忌酒后澡浴，令人目盲。同上

　　饱食沐发作头风。《巢氏病源》

　　汗出，不可露卧及浴，使人身振、寒热、风疹。同上

注

①三伏：是农历中一段特殊的时期，是初伏、中伏、末伏的统称。

②二社日：社日是古代农民祭祀土地神的节日。汉以前只有春社，汉以后开始有秋社。

　　沐与浴同日，凶。《千金翼方》

　　旧说眼疾不可浴，浴则病，甚至有失明者。白彦良云：未壮[1]之前，岁岁患赤眼。一道人劝：但能断沐头则不复病此。彦良不沐，

读经典 学养生

养生类纂

YANG
SHENG
LEI
ZUAN

卷上

人事部

今七十余，更无眼疾。方勺《泊宅编》

向午后阴气起，不可沐发，令人心虚，饶汗多梦及头风也。《云笈七签》

汗出不宜洗身②，令人五脏干，少津液。同上

沐浴无常，不吉。同上

注

①壮：壮年。
②洗身：洗澡。

新沐浴讫，不得露头当风，不幸得大风刺风疾。同上

五香沐浴者，青木香也。青木华叶五节，五五相结，故辟恶气，捡魂魄，制鬼烟，致灵迹，以其有五五之节，所以为益于人耳。此香多生沧浪之东，东方之神人名之为青木之香焉。同上

沐浴用五种香汤①：一者白芷②，能去三尸；二者桃皮③，能辟邪气；三者柏叶④，能降真仙；四者零陵⑤，能集灵圣；五者青木

香[6]，能消秽召真。《沐浴身心经》

注

①香汤：指调进各种芬芳药料的温热洗澡水。

②白芷：为伞形科当归属的植物，有祛风散寒、通窍止痛、消肿排脓、燥湿止带的功效。

③桃皮：为蔷薇科植物桃或山桃去掉栓皮的树皮。主治水肿、痧气腹痛、肺热喘闷、痈疽、瘰疬、湿疮等。

④柏叶：味甘，性微温，无毒。主治吐血、鼻出血、痢血、尿血、崩中赤白。

⑤零陵：零陵区，古为泉陵，后改称零陵，即原县级永州市，现为永州市辖区，是永州市两个城区之一。

⑥青木香：具有行气止痛、温中和胃的功效。

　　上元斋者，用云水三斛[1]，青木香四两，真檀七两，玄参二两，四种合煮一沸，清澄适寒温，先沐后浴。此难办者，用桃皮、竹叶锉之，水一二斛，随多少煮一沸，令有香气，辟恶邪不祥。沐浴室令香净，勿近圈圂，勿逼井灶，勿傍堂坛[2]，勿用秽地。《洞神经》

　　甑[3]气水沐发，令发长密黑润。《本草》

121

①斛（hú）：中国旧量器名，亦是容量单位。

②堂坛：犹殿堂。《楚辞·九章·涉江》："鸾鸟凤凰，
日以远兮；燕雀乌鹊，巢堂坛兮。"陶弘景《授
陆敬游十赉文》："营划援域，堂坛宏敞。"

③甑（zèng）：古代蒸饭的一种瓦器。其底部有许
多透蒸气的孔格，置于鬲上蒸煮，如同现代的
蒸锅。

沐用旬①，浴用五。夫五则五气流传，浴
之荣卫通畅；旬则数满复还，真气在脑，沐之
则耳目聪明。若频频浴者，血凝而气散，虽肌
体光泽，而气自损，故有痈疽②之疾者，气不
胜血，神不胜形也。若频频沐者，气壅于脑，
滞于中，令人体重形疲，久而经络不能通畅。
故古人以阳养阳，阳不耗散；以阴炼阳，阳必
损弱。《西山记》

数澡洗，每至甲子当沐，不尔③，当以几
月旦，使人通灵。浴不患数，患人不能耳。荡
炼尸臭而真气来入。《正一平经》

沐浴不数，魄④之性也。违魄反真，是炼
其浊秽，魄自亡矣。《真诰》

养生类纂

读经典学养生

YANG
SHENG
LEI
ZUAN

卷上

人事部

①旬：十日为一旬。

②痈疽：一种毒疮，发生于体表、四肢、内脏的急
性化脓性疾患。

③不尔：不如此，不然。

④魄：指依附形体而存在的精神。

洗面

旦起勿开目洗面，令人目涩、失明、
饶泪。《千金要方》

盛热中自日中①来，不得用冷水沃面，恐
成目疾也。《琐碎录》

①日中：正午。

叩齿

叩齿之法：左相叩名曰"打天钟"，右相

叩名曰"槌天磬",中央上下相叩,名曰"鸣天鼓"。若卒遇凶恶不祥,当打天钟三十六遍。若经凶恶辟邪威神大咒,当搥天磬三十六遍。若存思念道,致真招灵,当鸣天鼓。以正中四齿相叩,闭口缓①颊,使声虚而深响②也。《九真高上宝书神明经》

注

①缓:放松。
②虚而深响:虚空幽深响亮。

夜行常琢齿①,琢齿亦无正限数也。然鬼邪鬼常畏琢齿声,是故不得犯人也。若兼之漱液,祝说亦善。昔鲍助者,都不学道,亦不知法术,年四十余,忽得面风、气口、目不正。气入口而两齿上下惟相切拍,甚有声响,如此昼夜不止,得寿百二十七岁。《真诰》

齿,骨之穷。朝久琢齿,齿不龋。《云笈七签》

齿宜数叩。《黄庭内经》

朝暮叩齿,以会身神②。《黄庭外经注》

注

①琢齿：叩齿。

②会身神：聚集身体之神。

栉发梳附

栉①头理发，欲得过多，通流血气，散风湿也。数易栉更番用之也。亦不可频解发也，栉之使多，而不使痛，亦可令侍者栉取多也。于是血液不滞，发根常坚。《真诰》

发宜多栉。《黄庭内经》

注

①栉（zhì）：梳子。也作动词梳头发。

发是血之余，一日一度梳。《琐碎录》

发，血之穷，千过梳发，发不白。《云笈七签》

玳瑁①梳能去风屑。《琐碎录》

孙思邈以交加木，造百齿梳用之，养生要法也。《樵人直说》

注

① 玳瑁：属于海龟科的一种海龟，是玳瑁属下唯一一种。

漱口

食毕当漱口数过，令人牙齿不败①，口香。《千金要方》

热食讫，以酢浆②漱口者，令人口臭，常臭作唇齿病。同上

汗出不宜洗身漱口，令人五脏干，少津液。《云笈七签》

注

①败：损坏。

②酢浆：酢，同"醋"。古代一种含有酸味的饮料。

热汤①不可漱口，损牙。《琐碎录》

进士刘遁，遇异人②曰：世人奉养③，往往倒置，早漱口不若将困而漱，去齿间所积，牙亦坚固。同上

养生类纂 读经典学养生

YANG
SHENG
LEI
ZUAN

卷上

人事部

注

① 汤：水。

② 异人：秦庄襄王（公元前 281 年 ~ 前 247 年），亦称秦庄王，嬴姓，赵氏，本名异人，后改名楚（一作子楚），秦孝文王嬴柱之子，秦始皇嬴政之父，战国末期秦国国君。

③ 奉养：侍奉，赡养。

濯足

濯足①而卧，四肢无冷疾。《琐碎录》

足是人之底，一夜一次洗。同上

凡脚汗勿入水，作骨痹②，亦作遁疾。《云笈七签》

井华水和粉洗足，不病恶疮。《巢氏病源》

注

① 濯足：洗脚。

② 骨痹：又称痛痹。指寒邪偏重的痹证。

交合

凡夏至后丙丁日，冬至后庚辛日，皆不可合阴阳，大凶。《千金要方》

凡大月十七日，小月十六日，此名毁败日，不可交合，犯之伤血脉。同上

大喜大悲，男女热病未瘥①，女子月血新瘥者，不可合阴阳。热疾新瘥，交者死。同上

注

①瘥：病愈。

老子曰：凡人生多疾病者，是风日之子。生而早死者，是晦日之子。在胎而伤者，是朔日之子。生而母子俱死者，是雷霆霹雳日之子。能行步有知而死者，是下旬之子。兵血死者，是月水尽之子，又是月蚀之子。能胎不成者，是弦望之子。命不长者，是大醉之子。不痴必狂者，是大劳之子。生而不成者，是平晓之子。意多恐悸者，是日出之子。好为盗贼贪欲者，是禺中之子。性行不良者，

养生类纂 读经典学养生

YANG
SHENG
LEI
ZUAN

卷上

人事部

是日中之子。命能不全者，是日映之子。好诈
反妄者，是晡时之子。不盲必聋者，是人定
之子。天地闭气不通，其子死。夜半合阴阳
生子，上寿贤明。夜半后合会，生子中寿，
聪明智惠。鸡鸣合会，生子下寿，克父母。此
乃天地之常理也。同上

天老曰：人禀五常形貌而尊卑贵贱不等，
皆由父母合会，禀气寿也。得合八星，阴阳各
得其时者上也，即富贵之极。得合八星，阴阳
不得其时者中也，得中宫。不合八星，阴阳得
其时者下也，得下宫。不合此宿，不得其时者，
则为凡人矣。合宿交会者，非惟生子富贵，亦
利身，大吉。八星：室、参、井、鬼、柳、
张、房、心。一云：凡宿也，是月宿所在星，
可以合阴阳。同上

醉饱交接，小者面奸①咳嗽，大者伤绝脏
脉损命。《千金要方》

多食生葫，行房伤肝气，令人面无色。
同上

御女②之法，能一月再泄，一岁二十四
泄，皆得一百岁，有颜色，无疾病，若加以药，
则可长生。同上

患赤目须忌房事，不然令人患内障③。同上

注

①皯：面色枯焦黝黑。

②御女：中国古代妃嫔称号，始见于北魏孝文帝时期。

③内障：指主要发生于瞳神及眼内各组织的疾病。

人年二十者四日一泄，三十者八日一泄，四十者十六日一泄，五十者二十日一泄，六十者闭精勿泄。若体力犹壮者，一月一泄。凡人气力，自有强盛过人者，亦不可强忍，久而不泄，致生痈疽。若年过六十，而有数旬不得交合，意中平平①者，自可闭固也。同上

注

①平平：平淡无奇。

凡人习交合之时，常以鼻多内气，口微吐气，自然益矣。交会毕，蒸热是得气也。以菖

蒲^①末三分，白粱粉敷摩令燥，既使强盛，又湿疮不生也。同上

几欲施泻者，当闭口张目，闭气握固，两手左右上下，缩鼻取气，又缩下部及吸腹，小偃脊膂，急以左手中两指抑屏翳^②穴，长吐气并琢齿千遍，则精上补脑，使人长生。若精妄出，则损神也。同上

注

①菖蒲：石菖蒲辛温行散，苦温除湿，主入心、胃二经，既能除痰利心窍，又能化湿以和中。适于痰浊闭窍及湿阻中焦等症。

②屏翳：古代汉族传说中的神名，《山海经·海外东经》雨师妾在其北晋，郭璞注：雨师，谓屏翳也。

妇人不必颜色妍丽，但得少年，未经生乳，多肥肉益也。若细发，目睛黑白分明，体柔骨软，肌肤细滑，言语声音和调，四肢骨节皆欲足肉，而骨不大，亦益也。同上

妇人蓬头蝇面^①，槌项结喉，雄声大口，

养生类纂 读经典学养生

YANG
SHENG
LEI
ZUAN

卷上

人事部

养生类纂

读经典 学养生

YANG
SHENG
LEI
ZUAN

卷上

人事部

高鼻露齿，目睛浑浊，口颔有毛，骨节高大，发黄少肉，与之交会，皆贼命损寿也。同上

注

①蓬头蝇面：邋遢的面容。

善摄生①者，凡觉阳事②转盛，必谨而抑之，不可纵心竭意，以自贼③也。若一度制得，则一度火灭一度增油。若不能制，纵情施泻，即是膏火将灭，更去其油，可不深自防？ 同上

新沐浴及醉饱、远行归还、大疲倦，并不可行房室之事，生病，切慎之。《云笈七签》

夫妻昼合不祥。同上

注

①摄生：养生。
②阳事：指男子性机能。
③自贼：自己伤害自己。

终身之忌，卧幕燃烛行房。同上

历节疼痛，因醉犯房而得之。《华佗中

藏经》

人有所怒，血气未定，因以交合，令人发痈疽。《黄帝杂禁忌法》

不可忍小便交合，令人淋[1]，茎中痛，面失血色。同上

远行疲乏来入房，为五劳[2]虚损。同上

①淋：病名。症见尿道发炎，小便杂有脓血。
②五劳：此指五脏的劳损。

妇人月事未绝，而与交合，令人成病，得白驳[1]。同上

醉而交接，或致恶疮。《巢氏病源》

醉饱莫行房，五脏皆反覆。《孙真人枕中歌》

①白驳：白癜风。

精液流泉去鼻香。注云：阴阳交接，漏液失精，食饮无味，鼻失芳香。若交接不停，鼻

养生类纂　读经典学养生

YANG
SHENG
LEI
ZUAN

卷上

人事部

133

必失气①，口不得味也。《黄庭外经》

雷电交合之子，必病癫狂。故曰：有不戒其容止者，生子不备也。《玄女中房经》

凡月二日、三日、五日、九日、二十日，此生日也，交会令人无疾病。《千金翼方》

注

①鼻必失气：鼻子闻不出味道。

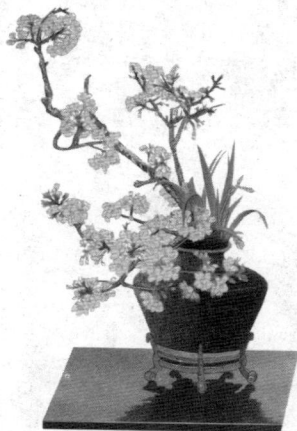

毛兽部

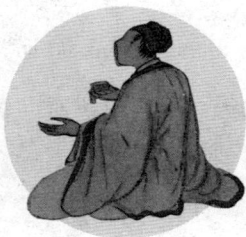

总兽

　　家兽自死①，共脍汁食之，作疽疮②。《千金要方》

　　野兽自死，比首伏地，不可食。同上

　　兽赤足者，不可食，有歧尾，不可食。同上

　　兽自死，无伤处，不可食。同上

①自死：自然死亡。

②疽疮：比喻祸患。宋王安石《开元行》：“君不闻开元盛天子，纠合俊杰披奸娼；几年辛苦补四海，始得完好无疽疮。”

甲子日勿食一切兽肉，大吉。同上

凡六畜①五脏，着草自动摇，及得咸酢②不变色，又堕地不汗，又与犬，犬不食者，皆有毒，杀人。同上

六畜卒③疫死，及夏病者，脑不中食，喜生肠痈④。《巢氏病源》

①六畜：指马、牛、羊、鸡、狗、猪。

②酢：同“醋”。

③卒：同“猝”，突然。

④肠痈：病名。即肠内生痈并腹部疼痛的疾病。多因饮食失节、暴怒忧思、跌仆奔走而致胃肠运化失职，湿热内蕴所致。

羊

羊有一角，食之杀人。《龙鱼河图》

羊有一角当顶上，龙也，杀之震死。《白泽图》

羊肉同鲙[1]、酪[2]食之，害人。《食治通说》

羊肝得生椒，破人脏。同上

羊肉共酢食之伤人心，亦不可共生鱼酪和食之，害人。《千金要方》

凡一切羊蹄甲中有珠子[1]白者，名羊悬筋[2]，食之令人癫[3]。同上

③癫：病名。指精神失常的疾病。

　　白羊黑头，食其脑，作肠痈。同上

　　羊肚①共饭饮，常食久久，成反胃②，作噎病③。同上

　　甜粥共羊肚食之，令人多唾，喜吐清水。同上

　　青羊肝④和小豆食之，令人目少明。同上

注

①肚：用作食物的动物的胃。

②反胃：咽下食物后，胃里难受，有恶心、呕吐症状。

③噎病：指饮食不下、食入即吐的疾病。

④青羊肝：药名，偶蹄目牛科青羊的肝。

　　羊脑，男子食之，损精气，少子。同上

　　弥忌水中柳木及白杨木，不得铜器中煮羖羊肉，食之丈夫损阳，女子绝阴。同上

　　羊肉其有宿热者，不可食之。《金匮要略方》

　　青羊肝食之明目。《药性论》

羊心有孔者，食之杀人。《日华子本草》

羊肝不可合猪肉及梅子、小豆食之，伤心，大病人。同上

凡羊肉不可久食，病人。同上

白羊肉，不可杂鸡肉食之。同上

山羊肉，不可合鸡子食之。同上

羊肝不可合乌梅①、白梅②食之。同上

山羊肉不可合鳖肉③同食。同上

羊肝有窍者，食之害人。《琐碎录》

注

①乌梅：味酸，平。归肝、脾、肺、大肠经。有敛肺、涩肠、生津、安蛔的作用。

②白梅：具有利咽生津、涩肠止泻、除痰开噤、消疮、止血的功效。

③鳖肉：具有滋阴凉血、益气升提的功效。主治肝肾阴虚，头晕眼花，腰膝酸软。

羊不酱吃之，久而闭气，发痼疾①。同上

鼻中毛出，昼夜可长五寸，渐渐粗图如绳，痛不可忍。虽忍痛摘去，即复更生。此由食猪

(right margin)

养生类纂　读经典学养生

YANG SHENG LEI ZUAN

卷下

毛兽部

139

养生类纂

读经典 学养生

YANG
SHENG
LEI
ZUAN

卷
下

毛兽部

羊血过多，治用乳食，硇砂各一两为末，以饭丸如桐子大，空心、临卧各一服，水下十粒，自然退落。《夏子益治奇疾方》

注

①痼疾：指经久难治愈的病。

牛

牛肉，不得和黍米①、白酒食之，必生白虫。《食疗本草》

牛者，稼穑②之资，不可屠杀。自死者，血脉已绝，骨髓已竭，不堪食。黄牛发病，黑牛尤不可食。同上

饮白酒，以桑枝贯牛肉炙食，并生栗，生寸白虫③。《巢氏病源》

乌牛自死北首者，食其肉害人。《千金要方》

注

①黍米：黄米。

②稼穑：种植与收割，泛指农业劳动。

③白虫：即绦虫。误食未熟而有囊虫的猪肉或牛肉，会被传染本病。其成虫寄生在小肠内窃取养料，大便时可排出白色的绦虫孕节，故名。

养生类纂 读经典 学养生

YANG
SHENG
LEI
ZUAN

卷下

毛兽部

一切牛，盛热时奇死者，总不堪食①，食之作肠痛疾。同上

患甲蹄牛，食其蹄中柜筛之人，令人作肉刺。同上

独肝牛肉食之杀人，牛食蛇者独肝。同上

患病牛肉，食之令人身体痒。同上

牛肉共猪肉食之，必作寸白虫。同上

注

①不堪食：不能吃。

大忌人下痢者，食自死牛肉，必剧。同上

一切牛乳汁及酪，共生鱼食之，成鱼瘕①。同上

疫②死牛，或目赤，或黄，食之大忌。《金匮要略方》

141

养生类纂

读经典 学养生

YANG
SHENG
LEI
ZUAN

卷
下

毛兽部

注

①鱼瘕：腹内瘕证其形如鱼者。
②疫：瘟疫。流行性急性传染病的通称。

青牛肠，不可合犬肉食之，大忌。同上

牛肺，从三月至五月，其中有虫如马尾，割去之勿食，损人。同上

食牛人，不可食栗子。《琐碎录》

食牛肉损齿，用姜尤甚。同上

食牛肉过多，不腹胀①，却服食药。若胀者，但欲水自消。同上

注

①腹胀：当胃肠道内积聚过量的气体时，称为腹部胀气。

食牛之人，生遭恶鬼侵陵，多染疫疠。死入地狱，受赦所不原之罪。《戒杀编类》

今人有不食牛肉，而食腠子者，亦是牛皮煎成，与牛肉何异？凡属牛身之物，皆不可

食，岂止戒肉而已。同上

好食牛肉，人寿禄皆减，百神皆散。不食牛肉，百神守之，鬼不敢近。同上

凡牛啖蛇，即毛向后顺，有大毒，食之害人。《食禁方》

马

白马玄头，食之杀人。《鱼龙河图》

白马自死，食其肉害人。同上

白马青蹄，不可食。《千金要方》

患疥①马肉，食之令人身体痒。同上

注

①疥：疥疮。是一种传染性瘙痒性皮肤病。

白马鞍下乌色彻肉里者，食之伤人五脏。同上

马脚无夜眼①者，不可食之。《金匮要略方》

马肉不可热吃，伤人心。同上

养生类纂

读经典 学养生

YANG
SHENG
LEI
ZUAN

卷下

毛兽部

注

①夜眼：马膝上所生皮肤角质块，可供药用。

马鞍下肉，食之杀人。同上

白马黑蹄①者，不可食之。同上

马肉、豚肉共食饱醉卧，大忌。同上

马肝有毒，食之杀人。同上

马肉不可与仓米同食，必卒得恶疾，十有
九死。不与姜同食，生气嗽。《食疗本草》

注

①黑蹄：黑色的蹄子。

食骏马肉，不饮酒，杀人。《食禁方》

马肉不可与苍耳①同食，伤人。同上

马治沟欲深，脊欲如伏龟。两边有回毛，
曰腾蛇，杀主。口边回毛，日御祸，妨主。白
额入口，名曰的卢奴，乘客死，主乘弃市。回
毛在目下，曰承泪，不利人也。《伯乐相马经》

读经典学养生

养生类纂

YANG
SHENG
LEI
ZUAN

卷
下

毛兽部

注

①苍耳：一种药材，主要治疗感冒、头风、头晕、
鼻渊、目赤、目翳、风温痹痛、拘挛麻木、疔疮、
疥癣、皮肤瘙痒、痔疮、痢疾，有祛风散热、解
毒杀虫、散风除湿、通窍止痛的功效。

驴

驴肉食之动风①，脂肥尤甚，屡试屡验。
《日华子》以为止风狂，治一切风，未可
凭也。《本草衍义》

驴病死者不任用。《食禁方》

驴肉合猪肉食之，成霍乱②。同上

注

①动风：因汗、吐、下伤阴太过或温热病后期，肝
血肾精不足，筋膜失养，则手足蠕动以及虚热内
生所导致的证候。

②霍乱：上吐下泻。

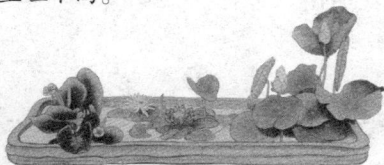

145

鹿

鹿一千年为苍鹿，又百年化为白鹿，又五百年化为玄鹿，玄鹿为脯，食之寿二千岁。《述异记》

鹿胆白者，食其肉害人。《千金要方》

白鹿肉，不可和蒲白作羹①食，发恶疮。同上

①羹：用肉类或者菜蔬等制成的带浓汁的食物。

鹿豹文，杀人。《本草》

鹿九月以后，正月以前，堪①食。《食疗本草》

鹿角锉为屑，白蜜五升淹之，微火熬令小变，曝干，更捣筛，服之令人轻身，益气，强骨髓，补绝伤。同上

①堪：能够，可以。《书·多方》："惟尔多方，罔堪顾之。"

獐

獐肉，不可合虾及生菜、梅李果实食之，皆病人。《金匮要略方》

獐肉不可炙食，令人消渴[①]。《食禁方》

獐肉不可同蛤食，令人成痃病。同上

獐肉八月至十二月食之，胜羊肉；自十二月至七月，动气。《食疗本草》

①消渴：泛指以多饮、多食、多尿、形体消瘦，或尿有甜味为特征的疾病。

麝

麝肉共鹄肉食之，作痃癖。《千金要方》

麝脐中香，治一切恶气[①]、疰[②]、百疾，研服之，立瘥[③]也。《食疗本草》

①恶气：病邪。泛指六淫或疫疠之气。

②疰：指具有传染性和病程长的慢性病。也写作

读经典学养生 养生类纂

YANG
SHENG
LEI
ZUAN

卷下

毛兽部

"注"，有注入和久住的意思。

③瘥：疾病痊愈。

猪

白豕白蹄青爪，不可食。《养生要集》

豚肉不可久食，令人遍体筋肉碎痛乏气[1]。《千金要方》

豚脑损男子阳道，临房不能行事。同上

猪肾不可久食，令人少子精[2]，发宿病，弱筋骨，闭血脉，虚人肌。有金疮者，食之疮尤甚。同上

注

①乏气：腑脏虚弱，气行不足。

②少子精：精子减少。

猪脑，男子食之损精气，少子。同上

猪肝、肺共鱼脍食之，作痈疽[1]。同上

猪肝共鲤鱼肠、鱼子食之，伤人神。同上

猪心、肝不可多食，无益，猪临宰惊入心，绝气归肝[2]也。《琐碎录》

注

①痈疽：病名。创面浅而大者为痈，疮面深而恶者为疽。是气血为毒邪所阻滞，发于肌肉筋骨间的疮肿。

②绝气归肝：死时绝气肝脏。

猪肝、鹌鹑同食，令人面生黑点。<small>同上</small>

猪肉久食动风气，令人暴肥，盖风虚所致。《本草》

猪肉共羊肝和食之，令人心闷。《金匮要略方》

猪肉不可与生胡荽①同食，烂人脐。<small>同上</small>

注

①胡荽：香菜。

猪肉不可合龟、鳖肉食之，害人。<small>同上</small>

猪肉和葵食之，令人气少。<small>同上</small>

猪肉不可合乌梅食之。<small>同上</small>

猪肉不可合鸡子同食，令人气满闷。<small>同上</small>

食猪肉饮酒，卧秫稻穰草①，令人发黄。

<small>同上</small>

养生类纂

读经典 学养生

养生类纂

YANG
SHENG
LEI
ZUAN

卷下

毛兽部

注

猪放田野间，或食杂毒物而死者有毒，或自死及疫死者，亦不可食之。同上

猪不姜吃之，中年气血衰，面生黑皯。《琐碎录》

食猪膏，忌乌梅。《本草》

猪脂①不可合梅子食之。《金匮要略方》

野猪青蹄者不可食之。《食禁方》

豪猪不可多食，发风②气，令人虚羸。《本草图经》

凡煮猪肉，用桑白发、高良姜、皂荚、黄蝎各数小块同煮，即食不发风。《琐碎录》

注

①猪脂：猪油。

②风：病证之一。指一类具有动摇、震颤或拘急，或眩晕等症状的病证。

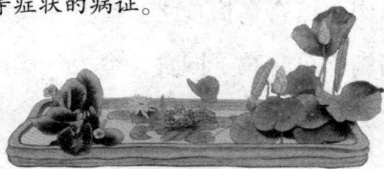

犬

白犬虎文，南斗君畜之，可致万石也。《杂五行书》

黑犬白耳，大王犬也，畜之令富贵。同上

黑犬白前两足，宜子孙。同上

白犬黄头，家大吉。同上

黄犬白尾，代有衣冠。同上

黄犬白前两足，利人。同上

人家养犬纯白者，凶。《狗经》

犬黑色者，养之能辟伏尸；舌青斑者，识盗贼则吠之。《琐碎录》

白犬合海鲉食之，必得恶病。《千金要方》

白犬自死不出舌者，食之害人。同上

犬肉不可炙食，令人患消渴病。《本草》

犬悬蹄肉有毒，杀人。同上

犬肉不熟，食之成瘕①。《龙鱼河图》

吃狗肉人减克年寿。《戒杀编类》

白犬胆青大为妙，和通草、桂为丸服，令人隐形。《食疗本草》

犬春月多狂，若鼻赤起而燥者，此欲狂，

其肉不任食。《千金要方》

注

①瘕：结块。

猫

人家畜①猫，一产止一子者，害其主，急弃，人乃兔。又云：虽一产三四，而皆雄或雌者，亦不可畜。《琐碎录》

注

①畜：动词，多指畜养。

兔

兔至秋深时则可食，金气①全也。《本草衍义》

兔肉和獭肝食之，三日必成遁尸②。《千金要方》

兔肉共白鸡肝、心食之，令人面失色，一
年成瘴黄。同上

兔肉共姜食，变成霍乱。同上

注

①金气：指五行学说中的金的气质。五行中的金对
　应四季中的秋季。
②遁尸：病名。指一种突然发作，以心腹胀满刺痛、
　喘急为主症的危重病证。

兔肉共白鸡肉食之，令人血气不行。同上

兔肉与姜、橘①同食，令人卒患心痛，不
可治。《食疗本草》

兔死而眼合者，食之杀人。《本草》

兔肉不可与鹅肉同食，令人血气不行。《琐
碎录》

注

①橘：即陈皮。辛、苦，温。归脾、肺经。有行气
　健胃、燥湿化痰的功效。

养生类纂

读经典　学养生

YANG
SHENG
LEI
ZUAN

卷
下

毛兽部

养生类纂
读经典 学养生

YANG
SHENG
LEI
ZUAN

卷下

鳞介部

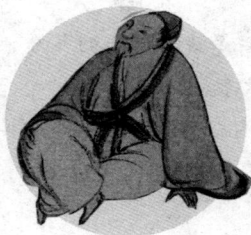

龙

忽见龙，勿惊怪，亦勿注意瞻视[1]。《千金要方》

龙肉以醯渍之，则文章生。《博物志》

注

[1]瞻视：观看，顾盼。

鱼

鱼目有睫，杀人。《本草》

鱼目得开合，杀人。同上

鱼二目不同，杀人。同上

鱼目合者，不可食之。《金匮要略方》

鱼白目不可食。《千金要方》

鱼目赤，作鲊①食之，害人。同上

注

①鲊（zhǎ）：用腌、糟等方法加工的鱼类食品。

鱼赤目，作脍食之，生鱼瘕。《巢氏病源》

鱼头正白如连珠至脊上，食之杀人。《食禁方》

鱼无鳃者，杀人。《食疗本草》

食无鳞鱼，不可吃荆芥，能害人。《琐碎录》

鱼有角，食之发心惊，害人。《千金要方》

鱼无肠、胆，食之三年，丈夫阴痿不起，

养生类纂

读经典学养生

YANG
SHENG
LEI
ZUAN

卷下

鳞介部

妇人绝孕。同上

鱼腹内有白如膏，食之发疽。《巢氏病源》

鱼白背不可食。《食禁方》

鱼无须者，食之发癫。同上

鱼身有黑点者，不可食。《千金要方》

一切鱼尾食之不益人，多食有勾骨，着人咽。同上

鱼白须，杀人；腹下丹字，杀人；鱼师大者有毒，食之杀人。《本草》

溪涧沙石中生者，鱼有毒多在脑中，不得食头。同上

凡鱼羹以蔓菁煮之，蔓菁去鱼腥。又万物脑能销身，所以餐脍食鱼头羹也。同上

鱼不熟，食之成瘕。《龙鱼河图》

鱼馁①不食。《论语》

注

①馁（něi）：指鱼类腐烂。

二月庚寅日，勿食鱼，太恶。《千金要方》

六甲日，勿食鳞甲之肉。《金匮要略方》

凡食鱼不可转头，恐为骨所鲠①。《琐碎录》

养生类纂

读经典学养生

YANG
SHENG
LEI
ZUAN

卷下

鳞介部

注

①鲠：骨、刺等卡在喉中。

鱼投地尘上不污，不可食。《食禁方》

鱼不可合鸬鹚肉食之。同上

鱼不得合鸡肉食之。《金匮要略方》

一切鱼共菜食之，作蛔虫、蛲虫。《千金要方》

凡食生鱼后，即饮鱼酪，发动则损人精气，腰脚疼弱。《食禁方》

鲤鱼

鲤鱼至阴①之物也，其鳞三十六，阴极则阳复。所以《素问》曰：鱼热中。王叔和曰：热即生风，食之所以多发风热。诸家所解并不

言。《日华子》云：鲤鱼凉。今不取，直取《素问》为正。万一家风，更使食鱼，则是贻祸[2]无穷矣。《本草衍义》

注

①至阴：至，极也；阴，寒也，水也。至阴名意指体内膀胱经的寒湿水气由此外输体表。本穴物质为来自体内膀胱经的寒湿水气，它位于人体的最下部，是人体寒湿水气到达的极寒之地，故名至阴。

②贻祸：使受害；留下祸害。

修理鲤鱼，可去脊上两筋及黑血，毒。《食疗本草》

炙鲤鱼，切忌烟，不得令熏着眼，损人眼光，三两日内，必见验也。同上

食桂[1]竟食鲤鱼肉，害人。《千金要方》

注

①桂：肉桂，具有补元阳、暖脾胃、除积冷、通血脉的作用。

158

养生类纂 读经典学养生

YANG
SHENG
LEI
ZUAN

卷下

鳞介部

鲤鱼不可合犬肉食之。《金匮要略方》

鲤鱼不可合芦苇①作羹。《食禁方》

鲤鱼子不可合猪肝食之，害人。同上

注

①芦苇：多年水生或湿生的高大禾草，生长在灌溉沟渠旁、河堤沼泽地等，世界各地均有生长。

鲫鱼

鲫鱼不可合猪肝食。《梅师方》

鲫鱼不可合猴、雉肉食之。《金匮要略方》

鲫鱼宜合莼①作羹，主胃弱。《本草》

鲫鱼子不宜与猪肉同食。同上

注

①莼：多年生水草。叶片椭圆形，深绿色，浮在水面，茎上和叶背有黏液，花暗红色。嫩叶可以做汤菜。

食鲫鱼不可食沙糖，令人成疳虫。《食疗

鲫鱼不可合乌鸡肉食之，食人发疸。《食禁方》

鲫鱼不可与麦门冬①同食，杀人。《琐碎录》

注

①麦门冬：一种药材，为百合科沿阶草属多年生常绿草本植物。须根较粗壮，根的顶端或中部常膨大成为纺锤状肉质小块。以块根入药，具有养阴生津、润肺清心的功效。

鲈鱼

鲈鱼肝有毒，食之中其毒，面皮剥落。《食禁方》

鲈鱼食之宜人，不甚发病。《本草衍义》

鲈鱼多食宜人，作鲊①尤良。一云多食发痃癖②。《本草》

鲈鱼不可与乳酪同食。同上

①鲊：用腌、糟等方法加工的鱼类食品。

②痃（xuán）癖：中医学病症名。指腹中积块。

青鱼

青鱼，服术人勿啖。《本草》

青鱼不可同葵、蒜食，害人。《齐人千金月令》

青鱼不可合小豆、藿食之。《食禁方》

黄鱼

黄鱼发诸病，不可多食，亦发疮疥①、动风。《本草》

黄鱼不宜和荞麦面同食，令人失音声。《食禁方》

注

①疮疥：病名。一种传染性瘙痒性皮肤病。

读经典学养生
养生类纂
YANG
SHENG
LEI
ZUAN

卷
下

鳞介
部

河豚鱼

河豚眼红者，独肝①者，不可食。《琐碎录》

食河豚罢，不可啜②菊头茶。同上

豚鱼肝及子有毒，入口烂舌，入腹烂肠。
《本草》

注

①独肝：只有一个肝脏。
②啜：喝。

鱼

鲐鱼即鼍①也，老者多能变化为邪魅，自
非急勿食。《本草》

鲐鱼能吐气成雾致雨。梁周兴嗣常食其
肉，后为鼍所喷，便为恶疮，此物灵强，不
可食。同上

注

①鼍：爬行动物，吻短，体长二米多，背部、尾部
均有鳞甲。穴居江河岸边，皮可以蒙鼓。

鳝鱼

鳝鱼腹下黄者，世谓之黄鳝，此尤动风气，多食令人霍乱。又有白鳝，稍大，色白，皆动风。《本草衍义》

鳝鱼不可合白犬血食之。《金匮要略方》

鳝是赤圆形，类圣蛇，宜放，不可杀食。《真武启圣记》

食鳝折人寿禄，作事不利。同上

鳗鲡鱼①

赵州镜湖邵长者，家女年十七八，染瘵疾②累年不愈。女谓母曰："妾无由脱此疾，可将棺木盛我，送长流水中。不依妾言，我即自尽。"父母依此语。有钱清江打鱼赵十，见棺木，乃开见女子，遂抱下舡③中，与饭并羹，后获大安。赵十夫妇，寻送邵长者家。其遂惊喜，问女如何得命。女曰："赵十日日煮鳗羹供我食，食觉内热之病皆无矣。"邵长者遂酬

赵十三百千。今医所用鳗前乃此意也。《名医录》

治蚊虫，以鳗鲡鱼干者，于室烧之，即蚊子化为水矣。《圣惠方》

鳗鲡鱼，烧之熏毡中，断蛀虫；置其骨于箱衣中，断白鱼、诸虫咬衣服；又烧又熏合屋，免竹木生蛀虫。《食疗本草》

注

①鳗鲡鱼：鳗鱼，鱼纲鳗鱼科。

②瘵疾：痨病。

③舡：船。

鲇鱼

鲇鱼赤目、赤须、无腮者，食之并杀人。《本草》

鲇鱼不可与牛肝合食，令人患风，多噎涩①。《本草图经》

鲇鱼不可与野猪肉同食，令人吐泻。同上

鳀鱼即鲇鱼也，不可合鹿肉食之，令人筋甲缩。《食禁方》

养生类纂
读经典学养生

YANG
SHENG
LEI
ZUAN

卷下

鳞介部

龟

龟肉共猪肉食之害人。《千金要方》

秋果菜共龟肉食之，令人短气。同上

饮酒食龟肉并菰①白米，令人生寒热。同上

六甲日勿食龟肉，害人心神。同上

①菰（gū）：多年生草本植物，生长在池沼里，地下茎白色，地上茎直立，开紫红色小花。

鳖

鳖系四足，状如神龟，只宜放，不宜杀食。

《真武启圣记》

大忌食鳖，折人寿禄，作事不利。同上

鳖腹下成王字，不可食。《千金要方》

鳖三足，食之害人。同上

165

读经典 学养生

养生类纂

YANG
SHENG
LEI
ZUAN

卷下

鳞介部

鳖肉、兔肉和芥子酱食之，损人。同上

鳖肉共苋、蕨菜食之，作鳖瘕，害人。
同上

鳖肉共猪肉食之，害人。同上

六甲日，勿食鳖肉，害人心神。同上

鳖目四者不可食。食其肉，不得合鸡、鸭
子食之。《金匮要略方》

鳖肉多食作癥瘕。赤足者杀人，独目者杀
人，目白者杀人，腹下有卜字、五字不可食，
颔下有骨加鳖不利。《本草》

鳖肉与鸡肉食成瘕。同上

食鳖须看腹下，有蛇盘纹者，是蛇不可食。
《琐碎录》

蘘荷煮鳖能杀人。同上

若买鳖，须缩头者，头若伸，皆先死后
煮，不可食。同上

鲨

鲨①黑而小者，谓之鬼鲨，食之害人。《琐
碎录》

鲎多食发嗽并疮癣。《本草》

注

①鲎（hòu）：属于肢口纲剑尾目的海生节肢动物，
鲎形似蟹，身体呈青褐色或暗褐色。

蟹

蟹目赤者杀人。《食疗本草》

蟹腹下有毛，腹中有骨，不利人。《本草》

蟹目相向，足斑者，食之害人。《千金要方》

食蟹食红柿及荆芥，令人动风，缘黄下有
一风虫，去虫食之不妨。《琐碎录》

糟蟹，如以纸灯照其瓶，则沙①而不可食。

同上

注

①沙：指某些事物因过度熟烂而变得松散。

蟹八月腹内有芒，真稻芒①也，未被霜食，
有毒。《埤雅》

养生类纂　读经典学养生

YANG
SHENG
LEI
ZUAN

卷下

鳞介部

秋蟹毒者，无药可疗，目相向者，尤甚。
《博物志》

蟹极动风，体有风疾人，不可食。《本草
衍义》

注

①稻芒：禾芒，稻尖细刺。

牡蛎

牡蛎①火上炙令沸，去壳食之甚美，令人
细肌肤，美颜色。《食疗本草》

蛤蜊

蛤蜊②性冷，乃与丹石相反，服丹石人食
之，令腹结痛。《本草》

养生类纂

读经典 学养生

YANG
SHENG
LEI
ZUAN

卷下

鳞介部

注

① 牡蛎：牡蛎及其近缘动物的全体，是海产贝壳。有平肝潜阳、重镇安神的功效。

② 蛤蜊：为蛤蜊科动物四角蛤蜊等的肉。具有滋阴、利水、化痰、软坚之功效。

淡菜

淡菜①多食，少烦闷目暗，可微利即止。《本草》

淡菜烧食即苦，不宜人，与少米先煮熟，后除肉内两边锁及毛了，再入萝卜，或紫苏，或冬瓜皮同煮，即更妙。同上

注

① 淡菜：贻贝的肉经过烧煮曝晒而成的干制食品。味佳美，以煮晒时不加盐，故名。

虾

虾无须及腹中通黑，煮之反白者，不可食。

169

读经典学养生

养生类纂

YANG
SHENG
LEI
ZUAN

卷下

鳞介部

《金匮要略方》

　　虾动风发疮疥。《食疗本草》

　　不可食生虾鲙。同上

　　虾不可合鸡肉食之，损人。同上

　　凡虾鲙共猪肉食之，令人恶心多唾，损精气。《食禁方》

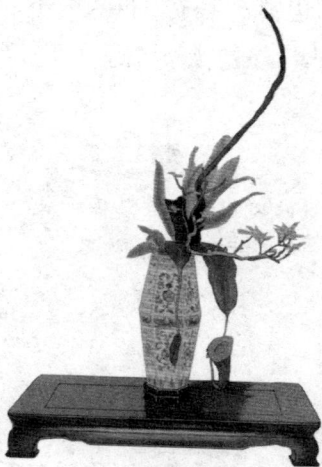

米谷部

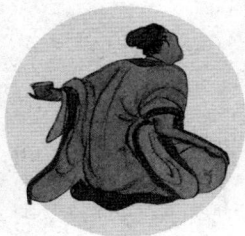

粳米

　　粳米新者动气①，经年者亦发病。烧去芒②春之，日火稻，食即不发病。惟陈仓米暖脾平胃。《本草》

　　干粳米饭，常食令人热中③，唇口干。同上

　　粳米饭不可和苍耳食之，令人卒心痛，即急烧仓米炭，和蜜浆服之，不尔即死。同上

　　粳米饭不可与马肉同食之，发痼疾，陈仓米亦然。同上

读经典 学养生

养生类纂

YANG
SHENG
LEI
ZUAN

卷
下

米谷部

注

①动气：脐周搏动。

②芒：稻麦子实外壳上长的细刺。

③热中：指胃火亢盛、善饥能食的病证。

糯米

糯米寒，惟作酒则热，不可多食，令人身软，缓人筋①。糯，脾之谷，味甘，脾病宜食，益气止泄，治百病。《明鉴图》

糯使人四肢不收②，昏昏多睡，发风动气，不可多食。霍乱后，吐逆不止，清水研一碗饮之，即止。《食疗本草》

注

①缓人筋：筋骨松弛。

②四肢不收：病证名。症见手足瘫痪或软弱无力，活动艰难。

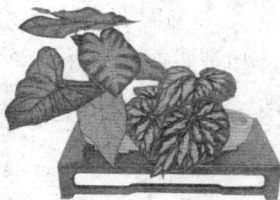

黍米

黍[1]，肺之谷，味辛，肺病宜食，温，主益气，治百病。《明鉴图》

黍米性寒，有少毒，不堪久服，昏五脏，令人好睡，缓人筋骨，绝血脉。《本草》

黍米不可久食，多热，令人烦闷。《食医心镜》

黍米合葵菜食之，成痼疾。《食疗本草》

黍米中脏脯腊[2]食之，令人闭气。《千金要方》

注

①黍：古代专指一种子实称黍子的一年生草本作物。喜温暖，不耐霜，抗旱力极强。

②脯腊：干肉，皮肉干枯。

稷米

稷米[1]，今谓之穄米，发故疾。《本草衍义》

稷米，多食发冷气，不可与川附^②同服。
《本草》

稷米，服丹石人发热，食之热消。不与瓠
子同食，令人发病，发则黍酿汁饮之，即瘥。
《食疗本草》

注

①稷米：一种食用作物，即粟。一说为不黏的黍。
②川附：为毛茛科乌头属植物乌头的子根，具有回
　阳救逆、温里逐寒、温经止痛等功效。

胡麻

胡麻^①，一名苣蕂，服之不老，耐风湿、
补衰老。《抱朴子》

胡麻九蒸九曝，末之，以枣膏丸，服之治
白发还黑。《千金要方》

胡麻补五内^②，益气力，长肌肉，填髓脑，
坚筋骨，久服轻身不老，明耳目，耐饥渴，延
年。《本草》

胡麻叶可沐头，令发长。《本草图经》

养生类纂

读经典学养生

YANG
SHENG
LEI
ZUAN

卷下

米谷部

①胡麻：即芝麻。相传汉代张骞得其种于西域，故名。

②五内：五脏。

油麻

白油麻①久食，消人肌肉，生则寒，炒熟则热。《本草图经》

白油麻与乳母食，其孩子永不生病。《本草》

白油麻治饮食物，须逐日熬熟用，经宿即动气，有牙齿并脾胃疾人，切不可吃。同上

①白油麻：白芝麻。

大豆

大豆，久服令人身重。《本草》

大豆，久食令人作癖①。《食禁方》

大豆每食后净磨拭，吞鸡子大，令人长生。初服时似身重，一年已后，不觉身轻，又益阳道。《食疗本草》

注

①癖：病名，又称癖气。指肿块生在两胁，平时摸不到，痛时可触及。

大豆一斗，以新布盛，内井中一宿，出服七粒，辟温病。《伤寒类要》

大豆糠①，忌食猪肉。炒豆不得与一岁已上小儿食，食竟啖猪肉，必壅气死。《千金要方》

蒸大豆一升，令变色，内囊中枕之，治头项强不得顾视。同上

醋煮大豆黑者，去豆煎令稠，敷发合发鬓。同上

注

①糠：同"屑"，米、麦碾压成的碎屑。

176

赤小豆

赤小豆久服，令人枯燥。《千金要方》

赤小豆久食瘦人。《本草》

赤豆合鱼鲊食之，成消渴。《孙真人食忌》

昔有人患脚气，用赤小豆作袋，置足下朝夕辗转践踏之，其疾遂愈。《本草图经》

丹毒①，以赤小豆末和鸡子白涂之，逐手即消。又诸肿毒欲作痈疽者，以水涂便可消散。同上

赤小豆和鲤鱼烂煮食之，甚治脚气。《食疗本草》

暴痢②后，气满不能食，煮赤小豆一顿服之，即愈。同上

热毒下血，或食热物发动，以赤小豆杵末，水调方寸匕③。《梅师方》

注

①丹毒：病名。俗称"流火"。链球菌引起的皮肤、皮下浅表淋巴管网发炎，多发生于小腿或面部。

②暴痢：也称急性细菌性痢疾，简称菌痢，是由志贺菌属引起的一种急性肠道传染性疾病。以腹痛、

里急后重、下痢赤白脓血为特征的病证。

③方寸匕：古代量取药末的器具。其状如刀匕，其容量相当于十粒梧桐子大。

绿豆

绿豆作枕，明目，治头风①头痛。《本草》

绿豆下气，诸食法，作饼炙食之佳。补益，和五脏，安精神，行十二经脉，此最为良。又研汁煮饮服之，治消渴，去浮风，益气力，润皮肉，可长食之。《食疗本草》

注

①头风：指头痛经久难治的疾病。

扁豆

扁豆①久食头不白。《食疗本草》

白扁豆解一切草木毒，生嚼及煎汤服取效。《本草》

读养
经生
典类
学纂
养
生

YANG
SHENG
LEI
ZUAN

卷
下

米
谷
部

扁豆疗霍乱②，吐痢不止，末和醋服之。

同上

注

①扁豆：有祛除暑湿邪气、健脾止泻之效。

②霍乱：是一种烈性肠道传染病，两种甲类传染病之一，由霍乱弧菌污染水和食物而引起传播。临床上以起病急骤、剧烈吐泻、排泄大量米泔水样肠内容物、脱水、肌痉挛、少尿和无尿为特征。

粟米

粟米，胃冷者不宜多食。《本草拾遗》

小儿重舌①，用粟补之。《子母秘录》

消渴口干，粟米炊饭食之良。《食医心镜》

注

①重舌：因舌下近舌根处，其肿形似舌，故名重舌。

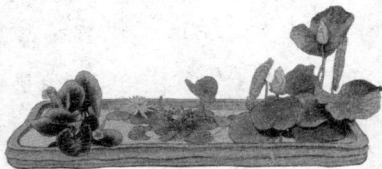

果实部

卷下

养生类纂

读经典 学养生

YANG
SHENG
LEI
ZUAN

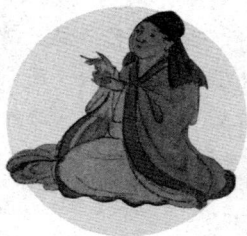

总果

非时果实不可食，防带邪气入腹。《西山记》

时果有䴙^①，或损，不可食。《食治通说》

勿食未成核果，发痈疽^②，不尔发寒热，变黄，为泄痢。《巢氏病源》

自落地五果^③经宿，蚍蜉、蝼蛄、蜣螂游上，勿食。果子生食生疮。《金匮要略方》

一切果核中有两仁者，并害人。《千金要方》

①黡：黑点。

②痈疽：发生于体表、四肢、内脏的急性化脓性疾患，是一种毒疮。痈发于肌肉，红肿高大，多属于阳证；疽发于骨之上，平塌色暗，多属于阴证。

③五果：桃、李、杏、栗、枣五种水果。

枣子

大枣久服，长生不饥。《千金要方》

生枣，食多令人腹胀，多寒热①，羸瘦者不可食。煮食补肠胃，肥中益气。干枣润心肺，止嗽，和五脏，治虚劳损，除肠胃癖气②。《本草》

枣味甘补脾，脾病宜食，治百病。《明鉴图》

软枣③不可多食，动人风气，发冷，病咳嗽。《食禁方》

枣合生葱食之，令人病。《金匮要略方》

养生类纂 读经典学养生

YANG
SHENG
LEI
ZUAN

卷下

果实部

读经典 学养生

养生类纂

YANG
SHENG
LEI
ZUAN

卷
下

果实部

①寒热：中医指怕冷发热的症状。今泛指发热。

②癖气：癖的别称。腹中结块。

③软枣：枣子软了之后。

梅子

梅子多食坏人齿。《千金要方》

梅子多食伤骨，蚀脾胃①，令人发热。
《本草》

①蚀脾胃：损耗脾胃。

杏子

杏味苦，心病宜食，治百病。《明鉴图》

杏子热，不可多食，损人筋骨，面皯①。
《食疗本草》

杏多食令人目盲。《修真秘旨》

杏仁不可久服，令人目盲发落，动一切宿病。《千金要方》

养生类纂
读经典学养生

YANG
SHENG
LEI
ZUAN

卷下

果实部

注

①皯：面色枯焦黝黑。

李子

李，无毒，益气①，多食令人虚热。《本草》

李子不可合雀肉食。同上

李不可合蜜食，损五脏。《食医心镜》

李不可多食，临水上食，令人发痰疟②。
《食疗本草》

李味酸，肝病宜食，治百病。《明鉴图》

李仁不可和鸡子食之，患内结③不消。
《本草》

注

①益气：指补益气的一种治法。适用于内伤劳倦或病久虚羸。

②痰疟：乃指感受疟邪，触发宿痰而病，好发于夏秋之间，其他季节也有散发。临床表现以寒热交

作，休作有时，呕吐痰沫。

③内结：饮食积滞。

梨子

梨多食，令人寒中①。《千金要方》

金疮②、产妇勿食梨，令人萎困，寒中。
同上

胸中痞塞③热结，可多食生梨。《本草》

吃梨益齿损肾。《琐碎录》

注

①寒中：指邪在脾胃而见里寒的病证。

②金疮：金属利器对人体所造成的创伤。

③痞塞：郁结，阻滞不通。

柑子

柑子食多，令人肺燥，冷中，发痃癖。《食
疗本草》

柑子多食发阴汗①。《本草》

养生类纂

读经典 学养生

YANG
SHENG
LEI
ZUAN

卷下

果实部

注

①阴汗：冷汗，汗出而冷。

橘子

橘子，酸者聚痰，甜者润肺。《本草拾遗》

橘柚不可多食，令人口爽①，不知五味。
《食禁方》

注

①口爽：口舌失去辨味的能力。爽，败坏。

柿子

红柿摘下未熟，每篮将木瓜三、两枚于其
中，其柿得木瓜即发①，并无涩味。《琐碎录》

红柿饮酒令人心痛。《本草》

凡食柿，不可与蟹同，令人腹痛大泻。《本
草图经》

牛奶柿至冷，不可多食。《本草》

椑柿久食，令人寒中[2]。《本草》

日干柿温补，多食去面皯，除腹中宿血。同上

注

①发：变熟。

②寒中：病证名。类中风之一，由于卒中寒邪而发病，又名中寒。

栗子

栗味咸，肾病宜食，治百病。《明鉴图》

栗子生食治腰脚，蒸炒食之，令气壅，患风水[1]气，不宜食。宜日中曝干食，即下气补益。今所食生栗，可于热灰火中煨[2]，冷汗出，食之良，不得通热，即壅气。生即发气，故火煨投其木气耳。《食疗本草》

注

①风水：中医学病名。谓受风邪而致肺部肿胀、痰涌等症。

②煨：把生的食物放在带火的灰里使其烧熟。

林檎

林檎①多食，令人百脉弱。《千金要方》

林檎不可多食，发热涩气，令人好睡，发冷痰，生疮疖，脉闭不行。《本草》

注

①林檎：又名花红、沙果。

樱桃

樱桃令人好颜色，美志性。《千金要方》

樱桃多食令人吐。《本草》

樱桃多食伤筋骨。《金匮要略方》

樱桃多食发虚热，有暗风①人不可啖，啖之立发。《本草图经》

注

①暗风：病名。由于脏腑失调所致的风阳上亢的疾患，因在不知不觉中自内部逐渐发生，故称"暗"，以头晕眼花为主要症状。

养生类纂 读经典学养生

YANG
SHENG
LEI
ZUAN

卷下

果实部

荔枝

荔枝子止渴，益人颜色，如吃太多，用生蜜一匙，新汲水化吃。《食疗本草》

荔枝子食之通神、益智、健气，多食则发热。同上

荔枝食之有益于人。《列仙传》称，有食其华，实为荔枝。仙人葛洪云：蠲渴[1]补髓，或以其性热，人有日啖千颗，未尝为疾，即少觉热，以蜜浆解之。《荔枝谱》

注

①蠲渴：解渴。

龙眼[1]

龙眼久食，益智强魂，去毒安志。《本草》

生龙眼沸汤内焯[2]过，食之不动脾。《琐碎录》

养生类纂

读经典学养生

YANG
SHENG
LEI
ZUAN

卷下

果实部

①龙眼：主治五脏邪气，治厌食、食欲不振，驱肠中寄生虫及血吸虫。长期食用，强体魄，延年益寿，安神健脑长智慧，开胃健脾，补体虚。

②焯：把蔬菜等放在开水里稍微一煮就拿出来。

杨梅

杨梅多食令人发热。《本草》

杨梅不可多食，甚能损齿及筋。《食疗本草》

橄榄

橄榄食之必去两头，有大热。《能改斋漫录》

橄榄过白露摘食，庶不病疟。《琐碎录》

榧子

榧子多食，能消谷，助筋骨，行荣卫，明

目轻身。《食疗本草》

　　榧子食之过多则滑肠①。《本草衍义》

注

①滑肠：腹泻。

榛子

　　榛子益气力，宽肠胃。《本草》

葡萄

　　葡萄久服轻身不老，可作酒服之，强力调志。不问土地，但收酿酒皆美好。或云：子不堪食，令人卒烦眼暗。《食疗本草》

莲子

　　莲子食之宜蒸，生则胀人腹中，薏①令人

吐，食当去之。《本草拾遗》

莲子不去心食成霍乱。《孙真人食忌》

莲子性寒，生食微动气，蒸食之良。《食疗本草》

注

①薏：莲子的心。

藕

藕生食，主霍乱后虚渴，烦闷不能食。蒸食甚补五脏，实下焦，与蜜同食，令人腹脏肥，不生诸虫。《食疗本草》

藕除烦，解酒毒、压食①及病后热渴。《本草拾遗》

食藕用少盐水，或梅水浸，供多食不损口。《琐碎录》

藕久服轻身耐老，止热破血。《千金要方》

注

①压食：消食。

鸡头

鸡头[1]，益精气，强志，令耳目聪明。久服轻身，不饥耐老。《本草》

鸡头，作粉食之甚妙，是长生之药，与小儿食，不能长大，故驻年耳。生食动风冷气[2]。《食疗本草》

鸡头实，食多不益脾胃气，兼难消化。《本草衍义》

注

[1]鸡头：即芡实，民间俗称鸡头米，以其状如鸡头而得名。多年水生植物，可生食或煮食，亦可入药，具有健脾、益肾之功效。

[2]冷气：病证名。指脏腑之气与寒冷相搏所致的疾患。表现为腹胀、腹痛，甚则气逆而面青手足冷。

菱

菱性冷，不可多食。《本草图经》

菱实令人脏冷，损阳气，痿茎，可少食。

多食令人腹胀满者，可暖酒和姜饮，一两盏即消。《食疗本草》

菱角①食之不益脾。《本草衍义》

注

①菱角：是一年生草本水生植物菱的果实。味甘，平，无毒，皮脆肉美，蒸煮后剥壳食用，亦可熬粥食。《本草纲目》记载："菱角能补脾胃，强股膝，健力益气，菱粉粥有益胃肠，可解内热，老年人常食有益。"

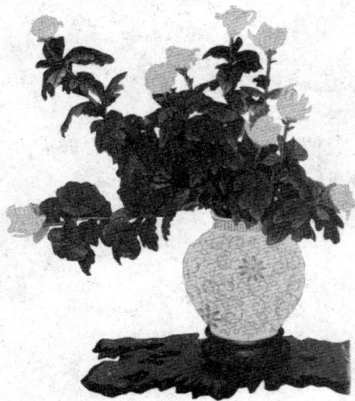

卷
下

菜
蔬
部

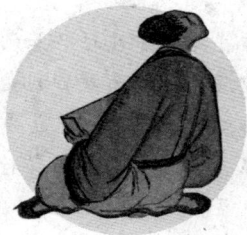

总菜

菜不可生茹①。《食治通说》

腌菜失覆不可食。同上

檐②下滴菜有毒。《酉阳杂俎》

凡海中菜有小螺子，损人，不可多食。
《本草》

凡一切菜，熟煮热食。《金匮要略方》

夜食生菜不利人。同上

读经典学养生

养生类纂

YANG
SHENG
LEI
ZUAN

卷下

菜蔬部

①生茹：生吃。

②檐：房顶伸出墙壁的部分。

葱

葱多食，昏人神。《本草衍义》

葱初生芽者，食之伤人心气。《金匮要略方》

夜食葱，伤人心。同上

生葱①合枣食令人病。同上

生葱不可共蜜，食之杀人。《食禁方》

食烧葱并啖蜜，令人拥气而死。同上

生葱和鸡子食，令人变嗽。《本草》

冻葱，冬不死最善，宜冬月食，不宜多。

虚人、患病者多食，发气冲人，五脏闷绝。《食

疗本草》

葱味辛，能通利肺壅②，治百病。《明鉴图》

①生葱：具有利肺通阳、发汗解表、通乳止血、定

痛疗伤的功效。

②肺壅：主要临床表现为发热咳嗽，胸膈满闷，咯

195

黄稠痰或痰中带血，甚则呼吸迫促，胸胁作痛，舌红，苔黄腻，脉滑数等。

蒜

凡食小蒜，不可啖生鱼。令人夺气，阴核疼。《千金要方》

小蒜不可久食，损人心力。同上

独头蒜①不可共蜜，食之杀人。《食禁方》

凡蒜不可食，食之伤血。同上

啖蒜多，令人眼暗，昏沉好睡。《四时养生论》

注

①独头蒜：独头蒜所含蒜素更多，性烈温中，是杀菌解毒、治百病的天然药。

韭

韭味酸，补肝，治百病。《明鉴图》

韭春食则香，夏食则臭，多食则昏神。未

出粪土为韭黄，最不益人，食之即滞气。《本草衍义》

霜韭冻，不可生食，动宿饮盛，必吐水。《千金要方》

韭能充肝气。《食医心鉴》

韭初生芽者，食之伤人心气。《金匮要略方》

韭多食昏神暗目，酒后尤忌，不可与蜜同食。《本草》

韭不可与牛肉作羹食之，成瘕疾。《食禁方》

食韭后，杨枝皮擦牙，用冷水漱之，即不作气息。《琐碎录》

薤

薤味苦，补心，心病宜食，治百病。《明鉴图》

薤不可共牛肉作羹，食之成瘕疾。《千金要方》

薤白①色者最好，虽有辛气，不荤人五脏，学道人长服之，可通神安魂魄，益气续筋力。

197

凡用葱薤，皆去青留白，云：白冷而青热也。《本草图经》

注

①薤白：有理气宽胸、通阳散结的功效。

姜

生姜去痰、下气、止呕，除风邪寒热，久服通神明，不可多食。《本草》

夜食姜，损人心。《金匮要略方》

芥菜

芥菜久食视物鲜明。《本草》

芥和肝气明目，凡入夜则血归于肝，肝为宿血之脏，过三更不睡，则朝旦面色黄燥，以血不得归故也。若肝气和，则血脉通流，津液畅润，疮疥与此何有。君今患疮，宜食荠。
其法：取荠一二升许，净洗入淘了米三合，冷
水三升，生姜不去皮，挫两指大，同入釜中，
浇生油一蚬壳，当于羹面上不得触，触则
生油气，不得入盐醋。此物以为幽人山居
之禄，不可忽也。《东坡尺牍》

牛蒡

　　牛蒡[1]通十二经脉，洗五脏壅气，可常菜
食。《食疗本草》

注

①牛蒡：具有疏散风热、宣肺透疹、消肿解毒的功效。

冬瓜

　　白冬瓜即冬瓜也，此物经霜后，皮上白如
粉涂，故云白冬瓜也。益气耐老，除胸中满，
去头面热。热者食之佳，冷者食之瘦人。《食

读经典学养生
养生类纂

YANG
SHENG
LEI
ZUAN

卷下

菜蔬部

读经典 学养生

养生类纂

YANG
SHENG
LEI
ZUAN

卷
下

菜
蔬
部

疗本草》

冬瓜煮食之，练五脏，为下气故也。同上

水病①初得危急，冬瓜②不限多少，任吃之，神效无比。《本草》

注

①水病：指水肿病。

②冬瓜：有利水消痰、清热解毒的功效。

芹菜

水芹寒，养脾益力，令人肥健，杀药毒，置酒、酱中香美，和醋食之损齿。生黑滑地名曰水芹，食之不如高田者宜人。余田中，皆诸虫子在其叶下，视之不见，食之与人为患。《食疗本草》

芹菜患鳖瘕者不可食。《本草拾遗》

春秋二时，龙带精入芹菜中，人遇食之为病，发时手青，腹满不可忍，作蛟龙病，服硬糖二三升，日两度，吐出如蜥蜴三、五，便瘥。《金匮要略方》

芹赤叶有毒。《本草》

芹菜益筋力，去伏热，止血养精，保血脉，嗜食作齑^①菹^②，及煮食并得。《食医心镜》

①齑（jī）：用醋与酱拌和、切成碎末的菜或肉。
②菹：腌菜。

笋^①

苦竹笋，主不睡，去面目并舌下热黄、消渴、明目、酒毒，除热气健人。《本草拾遗》

笋箭，笋新者稍可食，陈者不可食。《食疗本草》

淡竹笋，虽美口，发背闷脚气。同上

笋动气，发冷症，不可多食。同上

①笋：有清热化痰、除烦止渴的功效。

养生类纂
读经典学养生
YANG
SHENG
LEI
ZUAN

卷下

菜蔬部

201

茭白

茭白①不可合生菜食之。《食禁方》

茭白多食发气并弱阳。《本草》

茭白杂蜜，食之发痼疾。《本草拾遗》

茭白主心胸中浮热。动气不中食，发冷，滋牙齿，伤阳道②，令下焦冷，不食为妙。同上

注

①茭白：有解热毒、除烦渴、利二便的功效。

②阳道：泛指男性生殖器。

木耳

木耳赤色及仰生者勿食。《金匮要略方》

木耳寒，利五脏。宣腹胃热壅毒，亦不可多食，服丹石人热发，和葱头煮作羹食之，即止。《食疗本草》

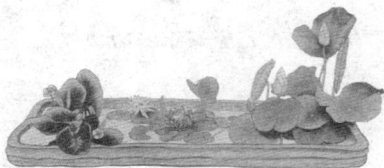

草木部 卷下

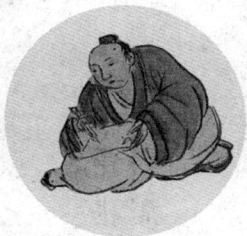

桃花

酒渍①桃花饮之，除百病，益颜色。《太清诸草木方》

注

①渍：浸润。

读经典 学养生

养生类纂

YANG
SHENG
LEI
ZUAN

卷下

草木部

菊花

菊花作枕明目。《本草》

白菊味苦，染髭发令黑，和苣藤、茯苓、蜜，尤主头风眩、变白。不老，益颜色。《本草拾遗》

桑椹

桑椹食之益精神，久食可以代粮不饥，能变白发为黑。《东坡物类相感志》

桑椹补五脏，明耳目，利关节，和经脉，通血气。取黑椹一升，和蚯蚓一升，和之瓶中，密封口，于屋东悬之，百日尽化为泥，可染白发，终不复白。《食疗本草》

桑椹暴干和蜜食之，令人聪明，安魂镇神。《本草图经》

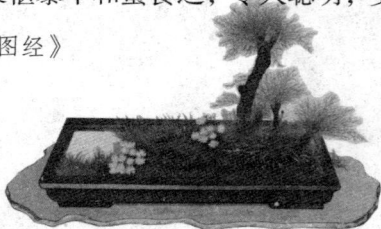

枸杞

枸杞冬采根，夏采叶，可作羹，味小苦。补益阳事，令人长寿。《本草》

十月内，采枸杞子红熟者，去蒂，水净洗，沥干，砂盆内烂研，以细布袋盛，滤去滓不用，澄清一宿去清水。若天气稍暖，更不待经宿。入银石器中，慢火熬成膏，不住手搅之粘底，候稀稠得所，泻向新垍①瓶中盛之，蜡纸封，勿令透气，每日早朝温酒下二大匙，夜卧再服，百日身轻气壮，耳目聪明，髭发为黑。《林泉备用》

注

①垍（jì）：指陶器。

薯蓣

薯蓣日干，捣细筛为粉，食之大美，且愈疾而补。《本草》

薯蓣于砂盆中细研，然后下于铫①中，先

养生类纂

读经典 学养生

YANG
SHENG
LEI
ZUAN

卷下

草木部

以酥②一大匙，熬令香，次旋添酒一盏，煎搅令匀，空心饮之，补虚损益颜色。《圣惠方》

薯蓣和面作食之良，微动气为不能毒也。
《食疗本草》

注

①铫（diào）：一种带柄有嘴的小锅。
②酥：酪类。用牛、羊乳制成的食品。

茱萸

井上宜种茱萸，叶落井中，饮此水者，无瘟病。《民要录》

舍东种白杨茱萸三根，增年益寿，除患害也。又悬茱萸子于屋内，鬼畏不入也。同上

茱萸杀鬼疰气，又闭目者不堪食。《食疗本草》

茱萸多食冲眼，兼又脱发。《本草图经》

百合

百合二月、八月采，暴干蒸食之甚益气。《本草图经》

百合蒸过，蜜和食之，作粉尤佳。红花者名山丹，不堪食。《食疗本草》

蜀椒

蜀椒久食今人乏气失明。《千金要方》

椒色白者有毒。《本草》

椒口闭者杀人。同上

凡用椒，微火炒之，令汗出有势力。同上

紫苏

紫苏[①]背面皆紫者佳，令人朝暮汤其汁饮为无益，医家以谓芳草，致豪贵之疾者，此有一焉。脾胃寒人饮多泄滑，往往人不觉。《本

草衍义》

紫苏子研汁煮粥良，长服令人肥白身香，叶可生食，与一切鱼肉作羹良。《药性论》

注

①紫苏：具有发汗解表、理气宽中、解鱼蟹毒的功效。

荆芥

荆芥多食熏人五脏神。《食疗本草》
荆芥动渴疾。《孙真人食忌》

薄荷

薄荷，新大病差人不可食，以其能发汗，恐虚人牙。《本草图经》

读经典 学养生 养生类纂 YANG SHENG LEI ZUAN 卷下 草木部

甘 蔗

养
生
类
纂

读经典
学养生

YANG
SHENG
LEI
ZUAN

卷下

草木部

甘蔗汁煮粥，空心渐食之，日一二服，极润心肺，治咳嗽。《养老奉亲书》

不可烧甘蔗渣，令人目暗。《琐碎录》

甘蔗不可共酒食，发痰①。《食疗本草》

甘蔗食后吃之解酒毒。《食医心镜》

注

①发痰：生痰。

芋

芋益气充饥，惠州富此物，然人食者不免瘴①。吴远游曰：此非芋之罪也。芋当去皮，湿纸包煨之，火过熟乃热啖之，则松而腻，乃能益气充饥，今惠州人皆和皮煮，令啖坚顽少味，其发瘴固宜。《苏沈良方》

芋有六种，有青芋、紫芋、真芋、白芋、连禅芋、野芋。其青芋细长毒多，初煮要须灰汁②易水煮熟，乃堪食尔。白芋、真芋、连禅芋、紫芋毒少，并在尔蒸煮啖之，又宜冷啖，疗热止渴，其真、白、连禅三芋，兼肉作羹大佳，野芋大毒，不堪啖。《本草》

芋，园圃中种者可食，余者有大毒，不可容易食。生姜煮，又换水煮，方可食。和鱼煮甚下气，补中调虚。《日华子本草》

芋宽肠胃，主肌肉，令人悦泽。白色者无味，紫色者破气，煮汁饮之即止渴。十月后曝干收之，冬月食不发病，他时月不可食。又和鲤、鲫鱼作臛③良，久食令人虚劳无力。又煮汁洗腻，衣白如玉，亦可浴去身上浮风，忌风半日。《食疗本草》

芋多食动宿冷。《千金要方》

注

①瘴：热带山林中湿热蒸郁致人疾病的气。

②灰汁：植物灰浸泡过滤后所得之汁。主要成分为碳酸钾，呈碱性，可供洗濯用。

③臛（huò）：肉羹。

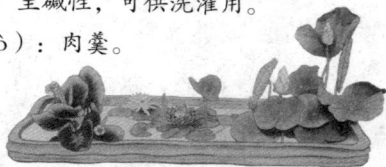

服饵部 | 卷下

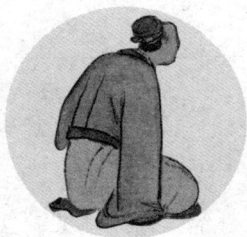

服松子

　　神仙饵松实，用七月取松实，过时即落难收，去木皮捣如膏，每服如鸡子①大，日三服，如服及百日身轻，二百日日行五百里，绝谷久服升仙。渴即饮水，亦可以炼了松脂同服之。《圣惠方》

　　七月七日采松子，过时即落不可得，治服方寸匕，日三四。一云服三合，百日身轻，三百日日行五百里，绝谷②服升仙。渴饮水，

211

养生类纂

读经典 学养生

YANG
SHENG
LEI
ZUAN

卷下

服饵部

亦可和脂服之。若丸如梧桐子大，服十丸。《千金要方》

取松实末之服三合，日三则无饥渴，饮水勿食他物，百日身轻，日行五百里，绝谷升仙。《千金翼方》

注

①鸡子：鸡蛋。

②绝谷：即辟谷，又称"断谷"，不食五谷。道教的一种修炼术。辟谷时，仍食药物，并须兼做导引等功夫。

服桑椹

桑椹利五脏关节，通血气，久服不饥，多收曝干①，捣末蜜和为丸，每日服六十丸，变白不老。取黑椹一升，和蝌蚪子一升，瓶盛封闭，悬屋东头一百日，尽化为黑泥，染白须如漆。又取二七枚，和胡桃脂，研如泥，拔去白发，点根中即生黑者。《本草拾遗》

养生类纂

读经典学养生

YANG
SHENG
LEI
ZUAN

卷下

服饵部

注

①曝干：阳光晒干。

服杏仁

杏仁五月采，破核去双仁者，自朝蒸之，至午而止，便以慢火微蒸烘至七日，乃收贮之。每旦腹空时，不拘多少任意啖之，积久不止，驻颜延年。云是夏姬①法。然杏仁能使人血溢，少误之必出血不已，或至委顿，故近人少有服者。《本草图经》

杏仁酥主万病，除诸风虚劳冷。方取家杏仁，其味甜香，特忌用山杏仁，山杏仁慎勿用，大毒害人也。家杏仁一石，去尖皮、两仁者，拣完全者，若微有缺坏，一颗不得用。微火炒，捣作细末，取美酒二石，研杏仁，取汁一石五斗，上一味，以蜜一斗拌杏仁汁，煎，极令浓，与乳相似，内两硕瓮中搅之，密封泥，勿令泄气，三十日看之，酒上出酥也。接取酥，内瓷器中封之。取酥下酒，别封之，团其药如梨大，

置空屋中作阁②安之，皆如饴脯状，甚美，服之令人断谷。《千金翼方》

注

①夏姬：春秋时代郑穆公的女儿，是春秋时代有名的美女，传说其驻颜有术。因为嫁给陈国的夏御叔为妻，因而称为夏姬。

②阁：搁置食物等的橱柜。

服椒

生椒择去不折者，除去黑子，用四十粒，以梨水浸，经一宿，尽令口合①，空心新汲水下，去积年冷，暖脏腑。久服则能驻颜，黑发明目，令人思饮食②。《斗门方》

注

①尽令口合：完全令其开口闭合。

②思饮食：有食欲。

214